50 marmitas veganas

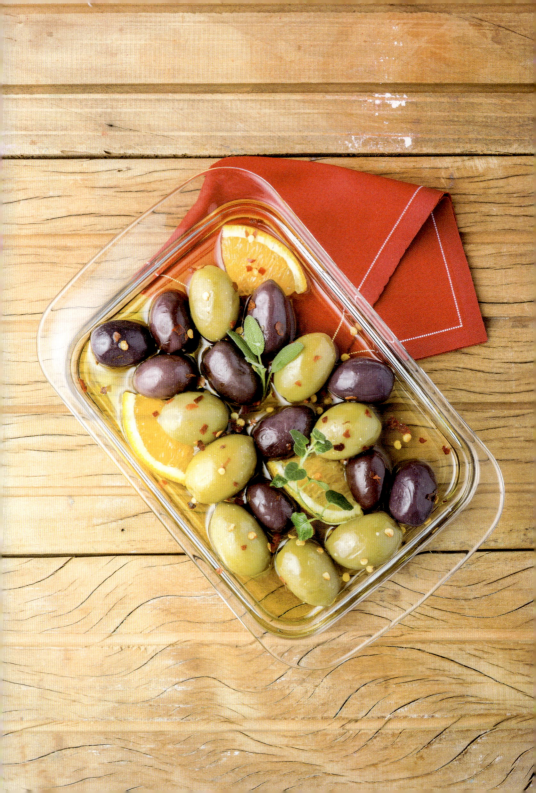

50 marmitas veganas

Delícias para saborear a qualquer hora

Katia Cardoso

Fotos de Cesar Godoy

Copyright © 2017 Katia Cardoso
Copyright desta edição © 2017 Alaúde Editorial Ltda.

Todos os direitos reservados. Nenhuma parte desta edição pode ser utilizada ou reproduzida – em qualquer meio ou forma, seja mecânico ou eletrônico –, nem apropriada ou estocada em sistema de banco de dados sem a expressa autorização da editora.

O texto deste livro foi fixado conforme o acordo ortográfico vigente no Brasil desde 1º de janeiro de 2009.

Desenvolvimento de receitas e produção de objetos: Katia Cardoso

Produção culinária: Verônica Silva

Revisão: Rosi Ribeiro Melo, Júlia Yoshino

Capa e projeto gráfico: Rodrigo Frazão

Adaptação de capa: Amanda Cestaro

Consultoria de nutrição e das dicas de planejamento: Ana Ceregatti (CRN-3 4816)

A autora gostaria de agradecer às seguintes empresas pelo empréstimo do material utilizado na produção das fotos:

Bento Store
(www.bentostore.com.br), marmitas;

Imaginarium
(www.imaginarium.com.br), garrafas, mixer e potes diversos;

My Drap
(www.mydrap.com.br), guardanapos;

Olaria Paulistana
(www.olariapaulistana.com.br), todos os fundos de madeira;

Rica Festa (www.ricafesta.com.br), mason jars, garrafas e canudos de papel;

TokStok (http://tokstok.com.br), potes diversos, cesta de piquenique e bandejas de madeira;

Weck Jars Brasil
(www.weckjars.com.br), potes de saladas.

1ª edição, 2017 (2 reimpressões)
Impresso no Brasil

2019
Alaúde Editorial Ltda.
Avenida Paulista, 1337
conjunto 11, Bela Vista
São Paulo, SP, 01311-200
Tels.: (11) 3146-9700 / 5572-9474
www.alaude.com.br

Dados Internacionais de Catalogação na Publicação (CIP)
(Câmara Brasileira do Livro, SP, Brasil)

Cardoso, Katia
 50 marmitas veganas : delícias para saborear a qualquer hora / Katia Cardoso ; fotos de Cesar Godoy. -- São Paulo : Alaúde Editorial, 2017.

 ISBN 978-85-7881-417-5

 1. Alimentos - Embalagens 2. Alimentos - Preparação 3. Culinária (Receitas) 4. Culinária vegana 5. Lanches 6. Vitaminas (Bebidas) I. Godoy, Cesar II. Título.

17-00901   CDD-641.5636

Índices para catálogo sistemático:
1. Receitas veganas : Culinária 641.5636

Sumário

6   *Escolhas éticas e respeito a todas as criaturas*

8   *Dicas de planejamento*

13   **Café da manhã**
Para dias de correria

35   **Saladas e massas no pote**
Pratos práticos e rápidos

49   **Almoço na firma**
Marmitas com estilo

79   **Piquenique**
Opções para os dias de lazer

97   **Snacks**
Lanchinhos para todas as horas

123   **Receitas básicas**
O arroz com feijão e muito mais

130   *Glossário*

133   *Tabela de conversão de medidas*

134   *Índice alfabético das receitas*

Escolhas éticas e respeito a todas as criaturas

A decisão sobre o que colocar no seu prato é pessoal – diria até intransferível. Só você pode dizer a razão que o fez preferir determinado alimento. Mas essa opção, totalmente individual, ganha dimensões éticas quando envolve seres sencientes, que não tiveram a chance de escolher fazer parte de uma ceia.

É estarrecedor o número de animais que sucumbem para saciar a gula do homem. Levantamento feito pelo Instituto Brasileiro de Geografia e Estatística (IBGE), no segundo semestre de 2015, mostra que 1 boi, 1 porco e 180 frangos são mortos por segundo no Brasil. Ou seja: ao mesmo tempo em que alguém leva o garfo à boca, um animal perece nessa indústria de terror.

Quando uma pessoa se torna vegana, geralmente toma essa decisão motivada pelo amor, pela compaixão e pelo respeito por esses animais. Sabe que, assim, vai fazer a sua parte e deixar de contribuir para a exploração e morte de milhares deles em todo o mundo. Embora seja uma escolha consciente e pautada no respeito ao próximo, nem todos a entendem ou aceitam. Então, hábitos simples como sair com os amigos para comer uma pizza, se tornam um suplício às vezes.

Mesmo com o vegetarianismo e veganismo crescendo no Brasil e no mundo – dados de mercado nacional mostram que somente em 2016 as vendas nas pequenas empresas vegetarianas subiram 40% – nem sempre é fácil encontrar perto do trabalho restaurantes que sigam essa filosofia. Nas grandes cidades, é possível não repetir todos os dias o prato de salada com legumes grelhados, pois existem mais opções. Mas, conforme você se afasta da região central, as alternativas são cada vez mais escassas.

Foi pensando em quem busca uma alimentação caseira saudável e não acha opções veganas com facilidade que este livro surgiu. Aqui, você vai encontrar ideias para turbinar seu café da manhã, receitas práticas que vão saciá-lo no almoço e até snacks e biscoitinhos para alegrar as tardes no trabalho. E o melhor: tudo muito gostoso, simples e rápido de preparar.

No capítulo "Almoço na firma", por exemplo, há sugestões para combinar os alimentos e preparar refeições equilibradas. Na verdade, cada uma das 50 receitas pode tranquilamente incrementar a sua marmita. Como não poderia deixar de ser, muitas delas são versões de pratos da minha infância – como a abobrinha gratinada, o bolinho de aipim que, neste livro, ganhou recheio de espinafre, e a torta de cebola com massa de aveia.

Outro conceito que eu quis trazer foi o do reaproveitamento de utensílios. Várias fotos foram produzidas com potes de condimentos e recipientes diversos. A ideia é fazer você, leitor, repensar também sobre o seu nível de consumo e refletir sobre a necessidade de usar tudo de modo mais consciente, contribuindo para um mundo mais sustentável. Tudo sem perder o charme e a beleza!

Assim, o mexidinho de tofu preparado em uma pequena panela vai direto à mesa do piquenique sem fazer feio. A pasta de tâmara e o manjar com calda de damasco ficam ótimos servidos em recipientes para guardar tempero. E o tostex fica lindo apoiado sobre um descanso charmoso que faz as vezes de tábua. Ou seja: as escolhas éticas e sustentáveis podem estar na sua mesa, nas suas travessas, no seu prato.

Gostaria que este livro se transformasse no seu companheiro de experiências gastronômicas mais amigáveis com o meio ambiente. Aproveite cada página e faça a sua parte na busca para construir um mundo mais harmonioso, ético, solidário e, claro, vegano!

Um beijo carinhoso,

Katia Cardoso

Dicas de planejamento

Aprenda a montar um prato saudável, a se organizar e ganhar tempo na cozinha, preparando suas refeições com antecedência

o essencial ao montar uma refeição, principalmente vegana, você precisa incluir alimentos de todos os grupos: cereais (arroz, aveia, trigo, quinoa, milho, cevada); leguminosas (todos os feijões, grão-de-bico, lentilhas, ervilha seca, fava e soja, preferencialmente tofu); hortaliças (legumes e verduras); óleos (estão incluídas aqui frutas como o abacate e o coco, por seu alto teor de gordura do bem); oleaginosas (castanhas e sementes) e frutas. Dispensável em qualquer cardápio é o grupo dos açúcares. Sempre que possível, evite – mas, se precisar, opte por versões menos refinadas (açúcar de coco, mascavo, demerara) ou melado.

monte um prato balanceado divida mentalmente seu prato em quatro partes. Duas delas você deve preencher com verduras e legumes (crus, cozidos, refogados). As outras duas, com cereais e leguminosas. Aliás, o grupo das leguminosas deve estar presente diariamente porque esses grãos possuem aminoácidos essenciais para a saúde, além de minerais como zinco e ferro. Uma porção de fruta rica em vitamina C completará sua refeição.

inclua chia e linhaça na dieta quem é vegano, em especial, também não pode deixar de lado essas sementes. Curingas na cozinha, pois substituem os ovos em várias receitas, são boas fontes de fibras solúveis e insolúveis. Por isso, prolongam a sensação de saciedade (assim, você come menos). São ricas em ômega 3, uma gordura que nosso organismo não fabrica, que tem propriedades anti-inflamatórias e diminui o risco de desenvolver doenças cardiovasculares.

vale quanto pesa pense que em uma concha de leguminosas há proteínas equivalentes a 100 g de carne. Já o cálcio proveniente de leite e laticínios pode ser encontrado em alimentos como couve, agrião, rúcula, escarola, mostarda, brócolis e gergelim. O segredo é montar um prato colorido e variado. Quanto mais diversificado e cheio de cor, melhor para a saúde.

não se esqueça do ferro para garantir sua dose diária desse mineral, ponha no prato cereais integrais, verduras escuras e alguma leguminosa. Depois, basta consumir uma fruta rica em vitamina C como sobremesa para potencializar a absorção do ferro presente na refeição. Pode ser goiaba, mamão, manga, caju, morango, carambola, kiwi, tangerina ou laranja.

remolho das leguminosas antes de cozinhar, lembre-se de deixar esses grãos de molho em água por 12 horas. O remolho é necessário para reduzir o teor de fitato, antinutriente que compromete a absorção dos minerais. Descarte essa água na hora do cozimento.

lave as folhas com antecedência você pode manter suas verduras frescas na geladeira por mais tempo. Para isso, lave-as bem em água corrente. Depois, passe-as na centrífuga para tirar o excesso de água. Guarde-as em um recipiente com tampa, separando cada folha com papel-toalha. Tampe e mantenha na geladeira. As mais sensíveis, como rúcula e agrião, duram menos. Escarola, alface, almeirão, catalonha e mostarda podem durar até uma semana, se conservadas assim.

congele o que for possível praticamente todos os alimentos podem ser congelados, exceto a batata e os que possuem muita gordura. Algumas frutas e verduras, como o morango e a couve, ao serem descongeladas não poderão ser usadas em saladas, por exemplo, mas ficarão ótimas em vitaminas e outras preparações. É verdade que, ao ser congelado, todo alimento tem perda nutricional, mas nada tão significativo para impedir seu consumo, ok?

cuidado com os temperos não exagere nos condimentos, pois o sabor dos alimentos tende a se acentuar no processo de congelamento. Verifique também se o recipiente está bem fechado para não entrar ar e formar cristais de gelo.

guarde pequenas porções na hora de congelar, comece pelas leguminosas, pois demandam mais tempo para ficar prontas. Cozinhe em grande quantidade e congele pequenas porções para usar durante a semana. Se quiser facilitar ainda mais a sua vida, congele também cereais (quinoa, arroz). Para descongelar, tire do freezer com pelo menos um dia de antecedência, ou seja, na manhã de domingo deixe na geladeira o almoço de segunda.

prepare e já leve ao freezer refeição pronta e resfriada, congele-a rapidamente. Com isso, você reduz as chances de contaminação. Ponha etiquetas com o que cada recipiente contém e a data do preparo. Dessa forma, você não corre o risco de consumir um alimento estragado, que ficou esquecido por ali. Deixe os mais antigos dispostos no freezer na frente dos que foram preparados há menos tempo.

o que fazer com massas e pães? em geral, a massa de torta pode ser congelada. Se preferir congelá-la crua, forme uma bola e embale em filme de PVC. Depois, basta deixar dentro da geladeira para descongelar. Você também pode forrar uma assadeira ou forminhas individuais com a massa. Embale-as e congele. Depois, retire a proteção e leve direto ao forno. Congele pães embalados em filme de PVC.

hortaliças é possível congelá-las, mas prefira consumi-las frescas. Para conservar legumes e verduras no freezer, recorra ao branqueamento – técnica na qual o alimento é mergulhado na água quente por alguns minutos e, depois, em uma bacia com gelo. Para descongelar, deixe na geladeira ou fora dela por, no máximo, 4 horas. Antes de congelar frutas, lave-as bem e retire o caroço. No freezer, guarde-as em um saco próprio para essa finalidade ou em um recipiente com tampa. Use em sucos, vitaminas, smoothies, geleias ou em caldas para doces.

como organizar o cardápio planeje, com antecedência, o cardápio do almoço e do jantar para uma semana. Se ajudar, monte uma tabela com os seus horários e as refeições que fará. Isso é ótimo especialmente para quem almoça e faz lanches no escritório. Com o cardápio planejado, você não perde tempo nem o foco ao fazer as compras, evita o desperdício (não compra o que não precisa; logo, não gasta dinheiro a mais nem deixa o alimento estragar) e evita a tentação de escapar da sua rotina alimentar habitual.

planeje as compras aproveite a safra para adquirir os alimentos da estação que, em geral, têm os melhores preços e qualidade. Vá, preferencialmente, às feiras livres ou ao hortifrúti para comprar legumes, frutas e verduras. Deixe o supermercado para adquirir produtos de limpeza, higiene e alimentos não perecíveis. Para manter o foco, antes de sair de casa elabore uma lista de acordo com o que você vai preparar na semana. E evite fazer compras com o estômago vazio! Isso aumenta as chances de encher o carrinho com salgadinhos, doces, refrigerantes e outras bobagens.

escolha e montagem da marmita de preferência, invista em um modelo térmico com boa vedação. Nada mais desagradável do que abrir a bolsa ou a mochila e verificar que o conteúdo da marmita vazou. Ao arrumar os alimentos, faça isso com carinho e cuidado. Comer é um ato de amor e respeito pelo seu corpo. Portanto, ponha quantidade suficiente de comida, evitando sobrepor os alimentos. Existem marmitas com divisões que são muito práticas e eficientes. Não tenha vergonha de carregar a sua por aí. Afinal, você está cuidado da saúde do seu corpo e do seu bolso!

organize sua salada no pote você vai ler em vários sites e até em revistas dicas de como montar a salada no pote. Em geral, recomendam colocar o molho no fundo do pote e os alimentos por cima. Esse tipo de montagem é ideal para quem vai servir a salada em um prato, pois, ao ser virado, o molho do pote vai cobrir toda a salada. Mas, se for consumi-la diretamente no pote, sugiro que você leve o molho à parte e adicione à receita ao comer. Para montar uma boa salada, siga esta ordem: legumes mais densos (tomate, pepino, beterraba, cenoura); leguminosas; folhas e, por último, castanhas e sementes. Tampe bem e deixe na geladeira até o dia seguinte.

fique de olho outro cuidado importante é observar se a sua marmita, caso seja de plástico, é livre de BPA ou Bisfenol-A (composto presente na confecção de alguns tipos de policarbonato). De acordo com a Agência Nacional de Vigilância Sanitária (Anvisa), estudos preliminares mostram que esse composto pode causar problemas de saúde sérios. É bom saber que já existem no mercado opções de marmitas térmicas, e alguns modelos podem até ser aquecidos diretamente na tomada!

micro-ondas sempre limpo use aquelas tampas protetoras e limpe os respingos assim que terminar. Se ficar algum odor, aqueça uma xícara de água e três rodelas de limão em potência alta por 3 minutos. Retire e seque bem por dentro.

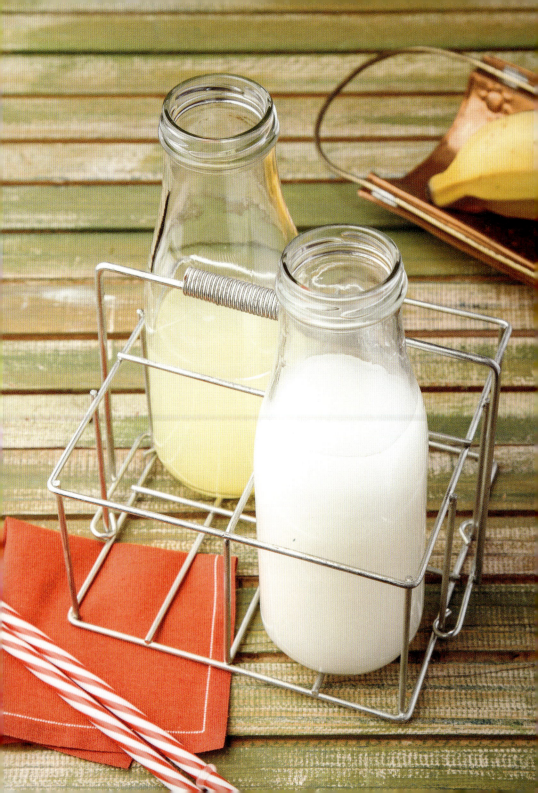

café da manhã

para dias de correria

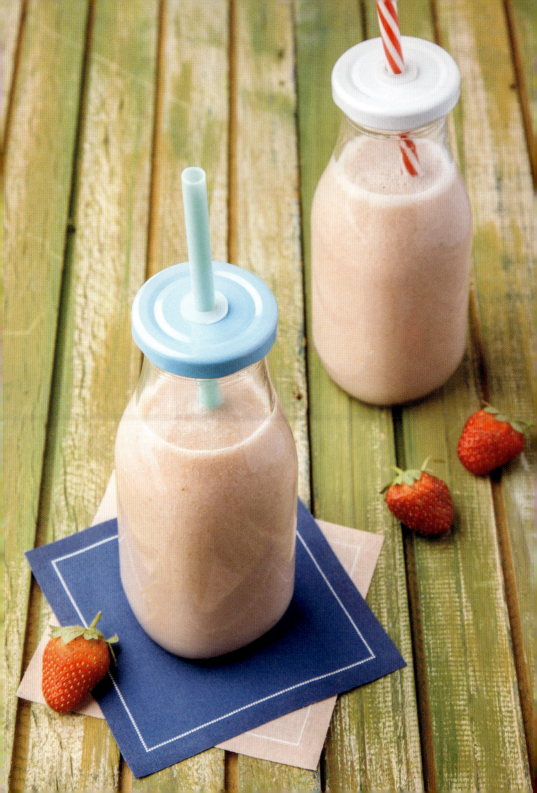

smoothie de
coco-verde e morango

tempo de preparo 5 minutos
rende 2 porções

1 coco-verde grande
½ xícara de morango orgânico, sem o cabinho e as folhas, lavado, picado e congelado
2 colheres (chá) de linhaça dourada

Retire a água do coco e depois a polpa com a ajuda de uma colher. Transfira ambos para o liquidificador com o morango e a linhaça. Bata por 5 minutos ou até virar um creme homogêneo. Sirva em seguida. Se quiser, adicione um cubo de gelo.

Se o morango não estiver bem maduro, talvez você precise adoçar. Prove antes de servir e, se quiser, junte um pouquinho de melado. Ao comprar o coco no hortifrúti ou na feira, peça para o vendedor retirar uma tampa da fruta. Assim, você conseguirá tirar a polpa com uma colher, sem a necessidade de abri-lo.

smoothie de banana e cacau

tempo de preparo 5 minutos (+ tempo de geladeira)
rende 2 porções

1 xícara de água filtrada
5 ameixas-pretas sem caroço
1 banana-prata média, sem casca, cortada em rodelas
½ colher (sopa) de cacau em pó ou alfarroba em pó
1 colher (chá) de chia

1. Ponha a água e a ameixa em uma tigela. Tampe e reserve na geladeira por, no mínimo, 8 horas. Ponha a banana em um pote com tampa e leve ao congelador pelo mesmo tempo.

2. Depois, coloque a água com a ameixa, a banana congelada, o cacau e a chia no liquidificador. Bata bem até virar um creme homogêneo. Sirva em seguida.

A ameixa demolhada adoça a bebida. Se quiser que o smoothie fique ainda mais doce, use açúcar de coco, mascavo ou demerara a gosto.

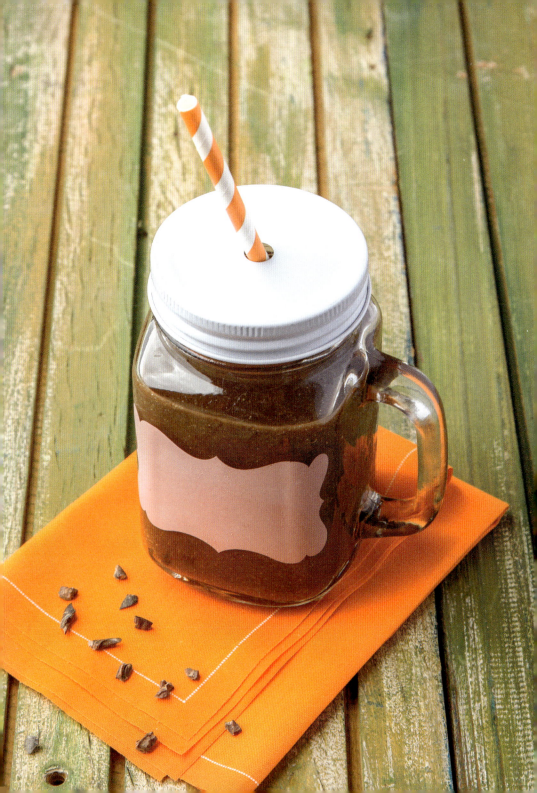

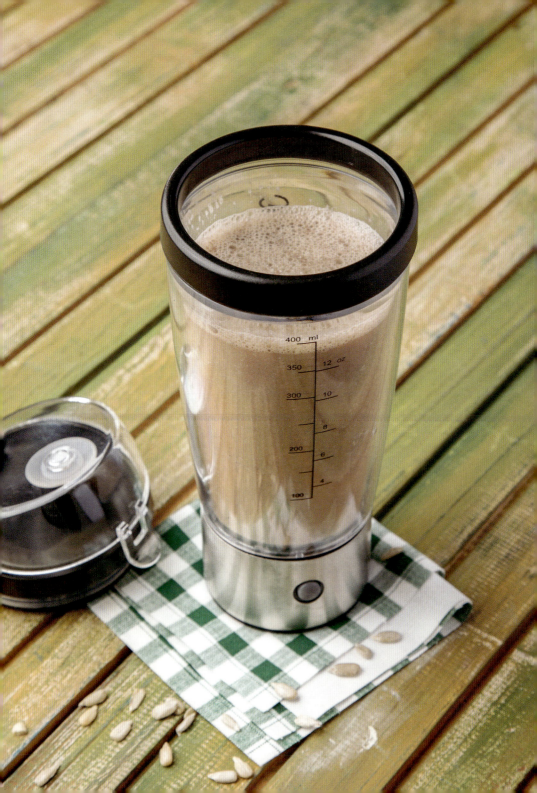

vitamina de frutas com leite de girassol

tempo de preparo 10 minutos
rende 4 porções

1½ xícara de leite de semente de girassol (p. 124)
1 banana-prata pequena, sem casca, cortada em rodelas e congelada
½ xícara de mamão papaia, sem casca e sem sementes, picado
1 maçã pequena, sem casca e sem sementes, picada
1 colher (sopa) de amaranto em flocos
3 tâmaras sem caroço

Bata todos os ingredientes no liquidificador e sirva.

Adicione mais leite de semente de girassol se quiser uma vitamina menos espessa.

muesli de coco fresco

tempo de preparo 10 minutos
rende 1½ xícara

1 colher (sopa) de açúcar de coco
½ colher (sopa) de linhaça dourada
½ colher (sopa) de chia
½ xícara de farelo de aveia
½ xícara de um mix de nozes, pistache e amêndoa, sem casca e ligeiramente torrados
¼ de xícara de coco fresco ralado
1 colher (sopa) de uva-passa branca
1 colher (sopa) de cranberry

Numa tigela, misture todos os ingredientes e guarde num recipiente com tampa hermeticamente fechado na geladeira. Saboreie o muesli com frutas e smoothies, em substituição à granola.

Embora perecível, o coco fresco ralado dá um sabor especial a esta receita. Se quiser, use 1 colher (sopa) de coco fresco ralado para finalizar o muesli. Mas o adicione apenas quando for comer, pois no calor e fora da geladeira essa fruta estraga com facilidade.

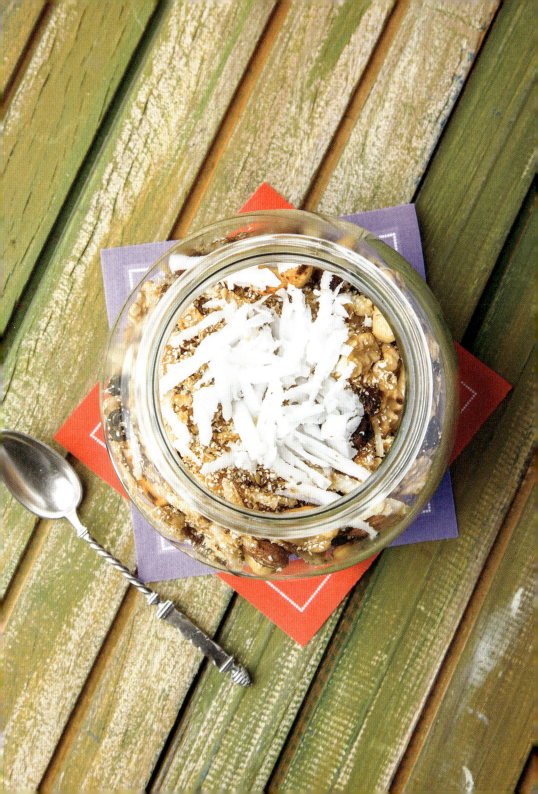

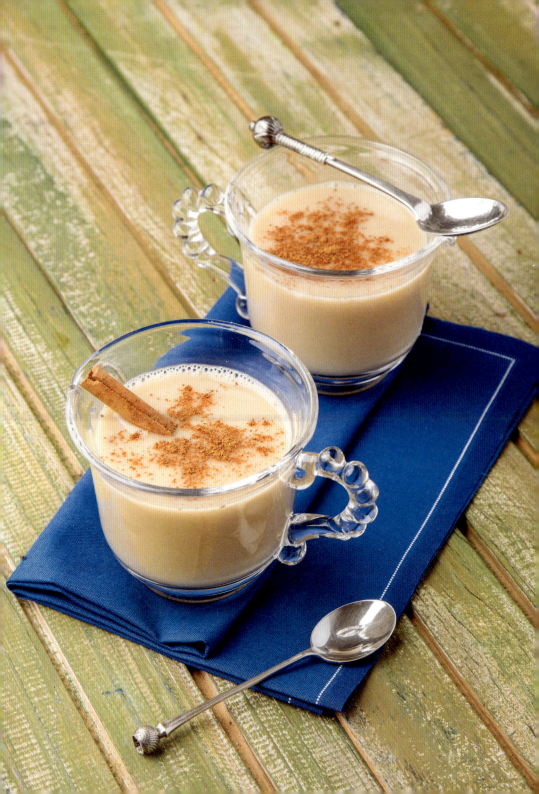

leite vegetal com especiarias

tempo de preparo 15 minutos
rende 2 porções

1 colher (sopa) de açúcar de coco
1 pedaço de gengibre de 3 cm
1 pedaço de cúrcuma de 3 cm
1 pau de canela
¼ de xícara de água quente
uma pitada de pimenta-do-reino branca em pó
4 sementes de cardamomo (opcional)
2 xícaras de leite de coco caseiro (p. 124)

Numa panela, leve ao fogo baixo o açúcar e cozinhe até quase caramelizar. Adicione os ingredientes restantes, exceto o leite. Cozinhe, mexendo sempre, por 5 minutos. Adicione o leite e continue mexendo apenas para aquecê-lo. Coe o leite e sirva ainda quente, polvilhado com mais canela em pó.

Esta receita é ideal para os dias frios. Se preferir, você pode prepará-la no dia anterior e apenas aquecer antes de servir.

granola caseira

tempo de preparo 20 minutos
rende 4 xícaras

- 1 xícara de um mix de nozes, avelã, castanha-do-pará sem casca e castanha de caju sem sal
- 1 xícara de amaranto em flocos finos
- 3 colheres (sopa) de gergelim
- ½ xícara de uva-passa branca sem sementes
- ½ xícara de uva-passa preta sem sementes
- ¼ de xícara de tâmara picada
- ⅓ de xícara de damasco seco picado
- 2 colheres (sopa) de açúcar de coco

1. Bata rapidamente no liquidificador as nozes, a avelã, a castanha-do-pará e a de caju até ficarem grosseiramente moídas. Transfira o mix para uma tigela e misture os ingredientes restantes até virar uma farofa homogênea.

2. Espalhe uma camada fina dessa farofa dentro de uma assadeira forrada com papel-manteiga e leve ao forno por 15 minutos ou até dourar ligeiramente. Mexa a farofa na metade do tempo. Espere esfriar e ponha num recipiente de vidro com tampa para usar em suas receitas.

Se conservada em recipiente limpo, com tampa, em ambiente seco e longe da umidade, esta receita dura até 20 dias.

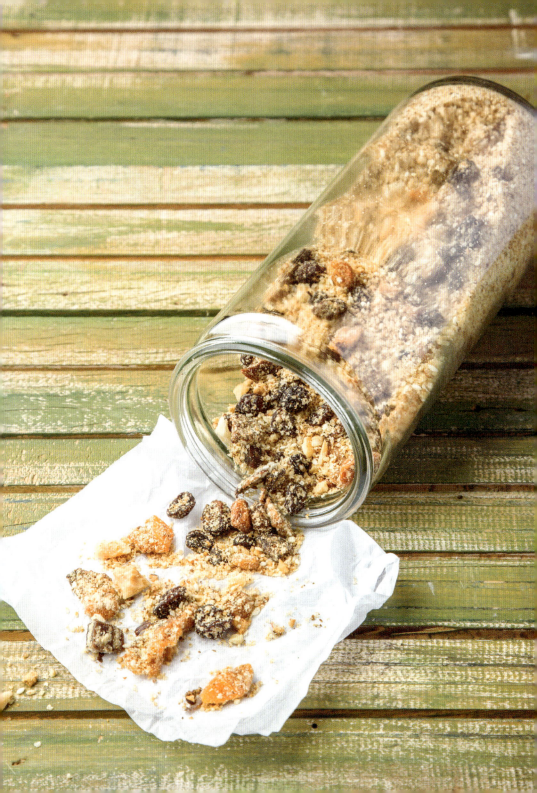

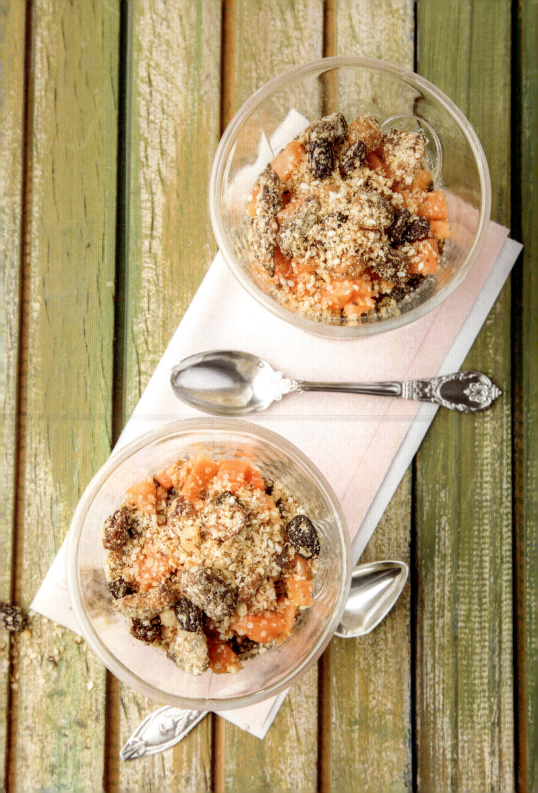

overnight de aveia e chia

tempo de preparo 15 minutos (+ tempo de geladeira)
rende 2 porções

1 colher (sopa) de chia
½ xícara de leite de aveia (p. 124)
1 colher (sopa) de aveia em flocos finos
4 tâmaras, sem caroço, picadas
2½ colheres (sopa) de granola caseira (p. 24)
⅓ de xícara de mamão papaia, sem casca e sem sementes, cortado em cubos

1. Hidrate a chia no leite de aveia por 5 minutos. Enquanto isso, em dois potes de vidro com tampa, ponha a aveia. Por cima, disponha a tâmara.
2. Faça mais uma camada, agora com 2 colheres (sopa) de granola caseira e, por último, uma camada com a chia hidratada. Cubra com o mamão, tampe o vidro e leve-o à geladeira por, no mínimo, 8 horas.
3. Quando for consumir, polvilhe a granola restante por cima e sirva.

Você pode usar um copo de vidro para preparar esta receita, mas cubra-o bem com filme de PVC antes de levar à geladeira.

vitamina de laranja e cenoura

tempo de preparo 10 minutos
rende 3 porções

3 laranjas-seleta ou pera, sem casca e sem sementes
1 xícara de água filtrada
1 cenoura pequena, sem casca, picada
2 ameixas-pretas, sem caroço, picadas
2 damascos secos picados
1 colher (sopa) de gérmen de trigo

Bata todos os ingredientes no liquidificador e sirva em seguida.

Se preferir, coe. Mas, ao coar, você vai reter o bagaço da laranja, que é rico em fibras.

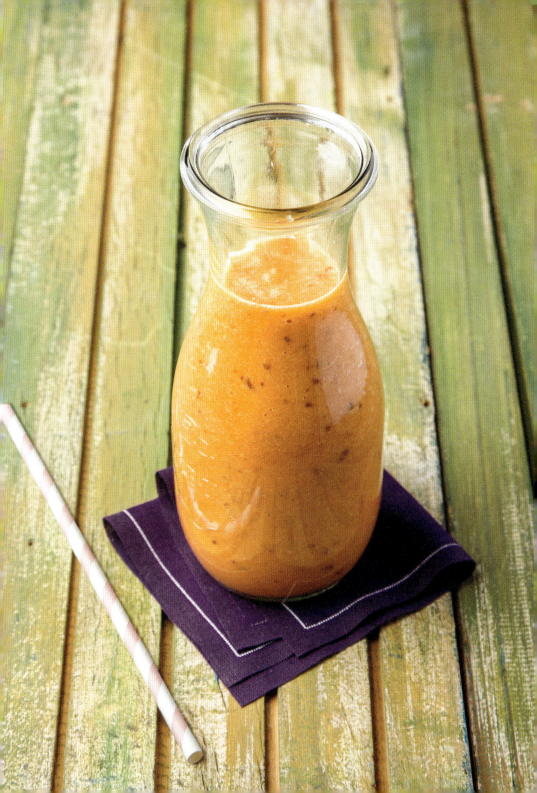

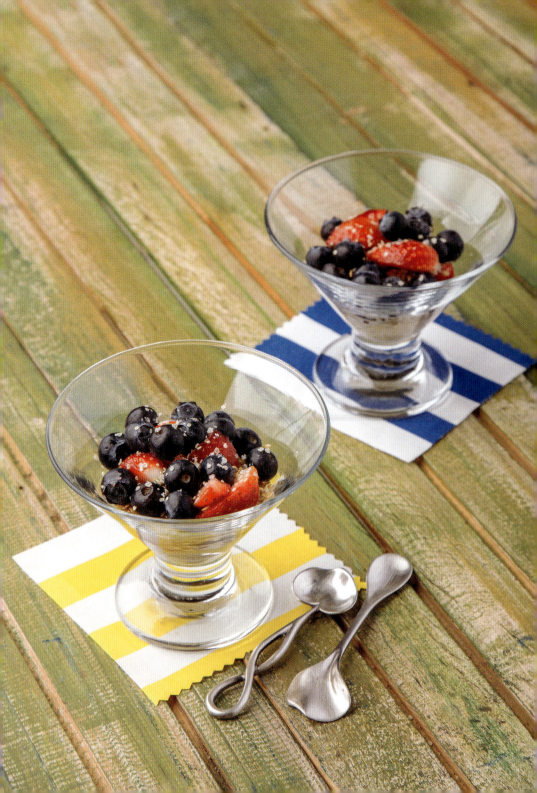

overnight com frutas vermelhas

tempo de preparo 15 minutos (+ tempo de geladeira)
rende 2 porções

- 1 colher (sopa) de amaranto em flocos
- 1/3 de xícara de morango, sem as folhas e o cabinho, picado
- 2 ameixas, sem caroço, picadas
- 1 colher (sopa) de linhaça dourada
- 1/4 de xícara de leite de amêndoa (p. 124)
- 1/3 de xícara de frutas vermelhas (mirtilo, amora, groselha e framboesa, ou a fruta vermelha que preferir)

1. Em dois copos ou potes de vidro com tampa, ponha o amaranto. Por cima, coloque o morango. Cubra com a ameixa, a linhaça e o leite de amêndoa. Por cima, disponha as frutas vermelhas de sua preferência.
2. Cubra o copo com filme de PVC ou tampe o pote e guarde na geladeira por, no mínimo 8 horas, antes de consumir.

pãozinho integral com açúcar de coco

tempo de preparo 45 minutos
rende 8 unidades

1 xícara de água
1 envelope (10 g) de fermento biológico seco instantâneo
1/3 de xícara de açúcar de coco
1½ xícara de farinha de trigo integral
1 xícara de amaranto
uma pitada de sal
4 colheres (sopa) de óleo

1. Preaqueça o forno a 180 °C.
2. Aqueça ligeiramente a água (o suficiente para conseguir colocar o dedo sem queimá-lo) e a transfira para uma tigela com o fermento e o açúcar de coco. Misture bem. Adicione os ingredientes restantes aos poucos, misturando sempre, e continue trabalhando a massa até ficar homogênea e desgrudar das mãos.
3. Forme bolinhas e ponha-as espaçadamente em uma assadeira untada com um pouco de óleo. Reserve, dentro do forno aquecido, mas desligado, por 20 minutos ou até dobrar de tamanho.
4. Passado esse tempo, ligue o forno de novo e asse por 30 minutos ou até dourar ligeiramente.

Se preferir, **polvilhe com amaranto** ou **chia antes de levar os pães ao forno**. Use, preferencialmente, uma assadeira alta e estreita para os pães ficarem mais altos (caso contrário, eles crescem, mas se espalham pela assadeira e ficam achatados).

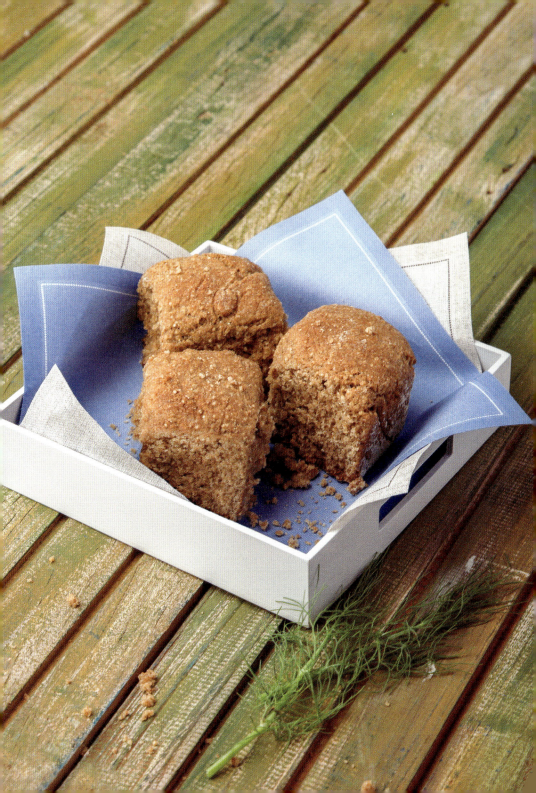

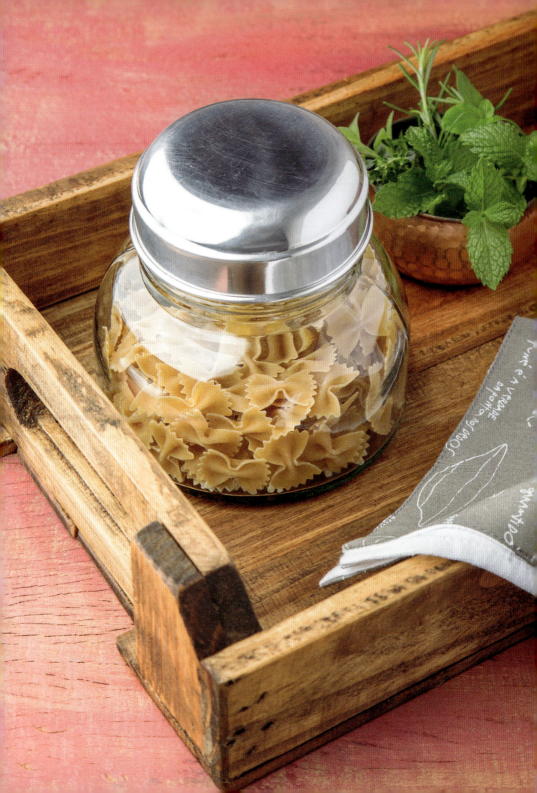

saladas e massas no pote

pratos práticos e rápidos

salada de rúcula e agrião com manga

tempo de preparo 20 minutos (+ tempo de geladeira)
rende 1 porção

salada
- ½ xícara de folha de rúcula
- ½ xícara de folha de agrião
- 1 manga haden madura pequena, sem casca, cortada em cubos
- ¼ de xícara de nozes, sem casca, grosseiramente picadas
- ⅓ de xícara de semente de girassol, sem casca e sem sal

molho
- 1 manga haden madura e firme, sem casca, cortada em cubos
- 1 cebola pequena picada
- 1 colher (sopa) de azeite
- 1 colher (chá) de suco de limão-siciliano
- sal rosa a gosto

1. Lave bem as folhas e passe pelo escorredor ou por uma centrífuga para deixá-las bem enxutas.
2. Em um pote com tampa, arrume as camadas nesta ordem: a manga, as nozes e metade das sementes de girassol. Cubra com as folhas e finalize com o restante das sementes de girassol. Tampe e reserve na geladeira.
3. Para fazer o molho, bata todos os ingredientes no liquidificador e guarde num recipiente com tampa na geladeira. Depois de gelado, sirva-o com a salada.

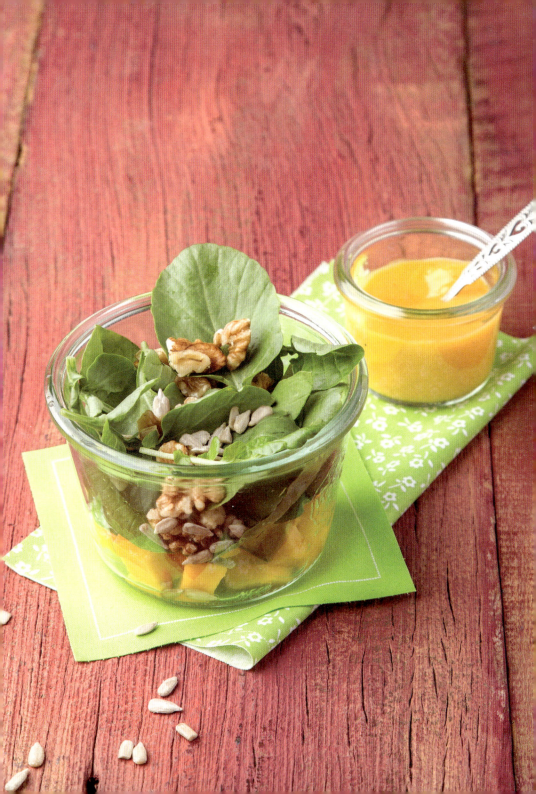

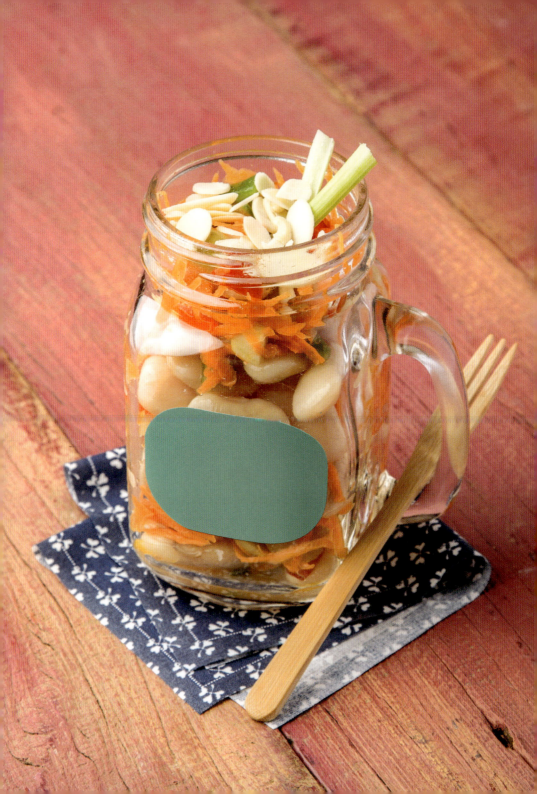

salada colorida de
fava

tempo de preparo 15 minutos (+ tempo de geladeira)
rende 2 porções

1 talo pequeno de erva-doce
¼ de xícara de amêndoa em lasca
1 colher (sopa) de suco de limão
1 xícara de fava demolhada e cozida em água e sal (ver "remolho", p. 9)
1 colher (sopa) de uva-passa branca
1 cenoura, sem casca, ralada
1 colher (sopa) de azeite
uma pitada de sal rosa
¼ de xícara de um mix de pimentões vermelho e verde, sem sementes, picados
⅓ de xícara de azeitona verde, sem caroço, picada

1. Corte o talo de erva-doce em pedaços e separe alguns para decorar. Reserve também um pouco de amêndoa.
2. Em uma tigela, misture todos os ingredientes. Transfira essa mistura para um pote. Tampe e deixe na geladeira até o momento de consumir.
3. Antes de servir, decore com as lascas de amêndoas e os pedaços de erva-doce reservados.

salada de folhas com grão-de-bico

tempo de preparo 20 minutos (+ tempo de geladeira)
rende 2 porções

salada
1/4 de xícara de um mix de folhas verdes limpas
1/3 de xícara de grão-de-bico demolhado e cozido em água e sal (ver "remolho", p. 9)
1/2 xícara de tomate-cereja cortado ao meio
2 colheres (sopa) de chia
3 colheres (sopa) de semente de abóbora, sem casca e sem sal
folhas de manjericão roxo picadas a gosto

molho de mostarda
1/4 de xícara da semente de mostarda
4 colheres (sopa) de azeite
2 colheres (sopa) de vinho branco
1 colher (sopa) de vinagre de maçã
sal rosa e pimenta-do-reino branca moída na hora a gosto

1. Lave bem as folhas e seque em uma centrífuga, deixando-as bem enxutas. Pique-as grosseiramente.

2. Arrume em um pote as camadas na seguinte ordem: o grão-de-bico, o tomate, a chia e a semente de abóbora. Cubra com as folhas e decore com o manjericão. Tampe e deixe na geladeira até o momento de consumir.

3. Para fazer o molho, bata todos os ingredientes no liquidificador e transfira para um pote com tampa. Guarde na geladeira por, no mínimo, 8 horas. Sirva com a salada.

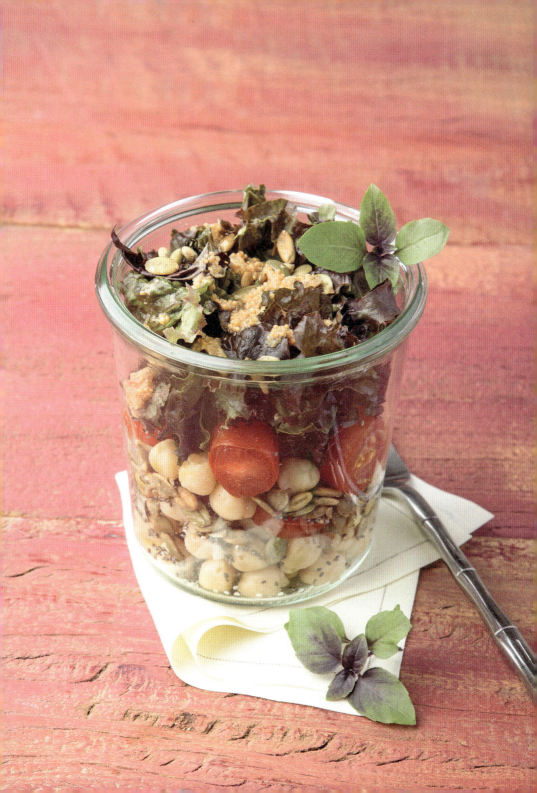

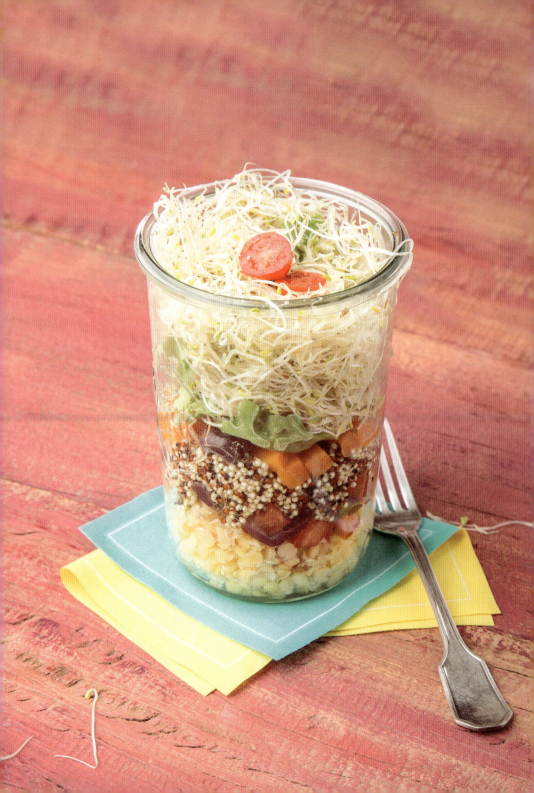

salada de lentilha e quinoa

tempo de preparo 15 minutos (+ tempo de geladeira)
rende 2 porções

salada

½ xícara de folha de alface picada
½ xícara de lentilha vermelha demolhada e cozida em água e sal (ver "remolho", p. 9)
¼ de xícara de azeitona preta, sem caroço, cortada em rodelas
⅓ de xícara de tomate-cereja cortado ao meio
⅓ de xícara de quinoa tricolor cozida em água e sal (p. 127)
½ xícara de abóbora, sem casca e sem sementes, cozida no vapor e cortada em cubos
½ xícara de broto de alfafa higienizado e bem escorrido

molho

2 colheres (sopa) de manjericão grosseiramente picado
2 colheres (sopa) de alcaparras
2 colheres (sopa) de azeite
uma pitada de sal
3 castanhas-do-pará

1. Lave bem a alface e seque em uma centrífuga para ficar enxuta.
2. Em um pote com tampa, arrume as camadas na seguinte ordem: lentilha, azeitona, tomate (reserve um para a decoração), quinoa, abóbora e alface. Finalize com o broto de alfafa e o tomatinho reservado. Tampe e deixe na geladeira até o momento de consumir.
3. Para fazer o molho, bata todos os ingredientes no liquidificador e leve à geladeira em um recipiente com tampa. Sirva com a salada.

salada de gravatinha com maionese de cenoura

tempo de preparo 15 minutos (+ tempo de geladeira)
rende 2 porções

salada

1 xícara de macarrão gravatinha integral e vegano cozido al dente
¼ de xícara de azeitona verde, sem caroço, cortada em rodelas
⅓ de xícara de ervilha descongelada
4 tomates-cereja cortados ao meio
3 castanhas-do-pará picadas
⅓ de xícara de vagem cozida e cortada em pedaços
⅓ xícara de cenoura, sem casca, cozida e cortada em rodelas
½ colher (sopa) de linhaça dourada
1 colher (sopa) de azeite
uma pitada de sal rosa

maionese de cenoura

2 cenouras pequenas, sem casca, cozidas
1 chuchu cozido, sem a casca e sem o miolo
2 colheres (sopa) de azeite
1 colher (chá) de um mix de alho e cebola desidratados
uma pitada de cúrcuma

1. Em uma tigela, misture todos os ingredientes da salada e transfira para um pote. Tampe e leve à geladeira por, no mínimo, 8 horas.
2. Para fazer a maionese, bata todos os ingredientes no liquidificador. Sirva com a salada.

Uma salada de legumes fica deliciosa se acompanhada dessa maionese. Se quiser incrementá-la, adicione uma batata sem casca cozida e 2 colheres (sopa) de leite de aveia (p. 124). Experimente.

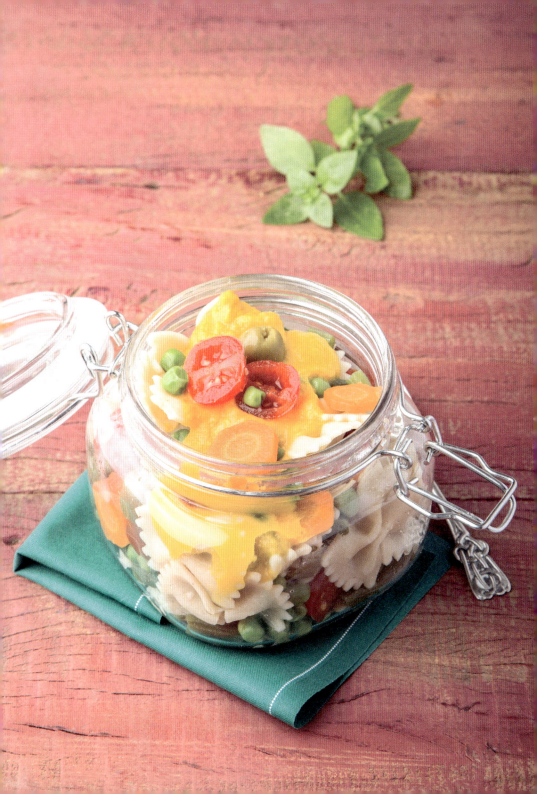

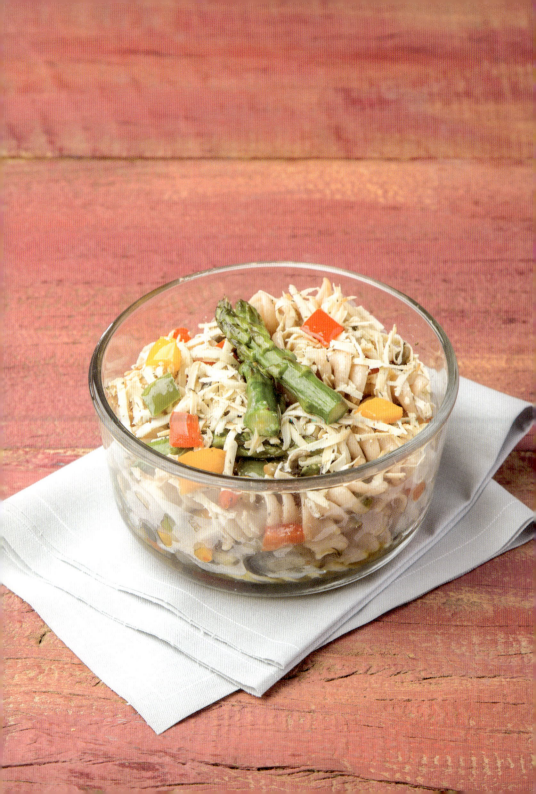

salada de penne com tofu defumado e aspargos

tempo de preparo 30 minutos (+ tempo de geladeira)
rende 2 porções

molho
1 cebola pequena picada
2 dentes de alho picados
1 colher (sopa) de suco de limão-siciliano
½ colher (sopa) de shoyu sem glutamato monossódico
4 colheres (sopa) de azeite
sal e pimenta-do-reino branca moída na hora a gosto

salada
½ de xícara de um mix de pimentões vermelho, amarelo e verde, sem sementes, picados
½ xícara de cogumelo-de-paris cortado em pedaços
½ xícara de aspargos verdes (só as pontas)
1 colher (sopa) de azeite
sal e pimenta-do-reino moída na hora a gosto
1 xícara de macarrão penne integral e vegano cozido al dente
2 colheres (sopa) de tofu defumado ralado

1. Para o molho, bata os ingredientes no liquidificador. Transfira para um recipiente com tampa e reserve.
2. Para a salada, preaqueça o forno a 180 °C. Forre uma assadeira pequena com papel-alumínio, deixando uma sobra nas laterais. Ponha o pimentão, o cogumelo e o aspargo sobre o alumínio. Regue com o azeite e tempere com sal e pimenta. Puxe as pontas do papel para o centro, fechando-o como uma trouxinha. Asse por 20 minutos ou até o pimentão ficar macio. Retire e, se necessário, escorra o excesso de líquido.
3. Numa tigela, misture os legumes assados, o penne cozido e o tofu ralado. Tampe e deixe na geladeira até o momento de consumir com o molho reservado.

Aproveite a safra dos aspargos, época em que estão mais bonitos e baratos, para comprar e congelar. Guarde o restante do aspargo desta receita para usar em outros pratos.

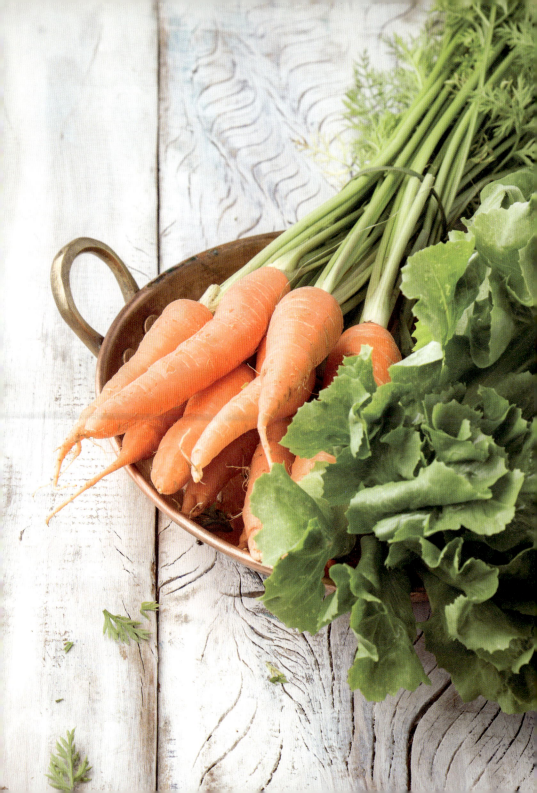

almoço na firma

marmitas com estilo

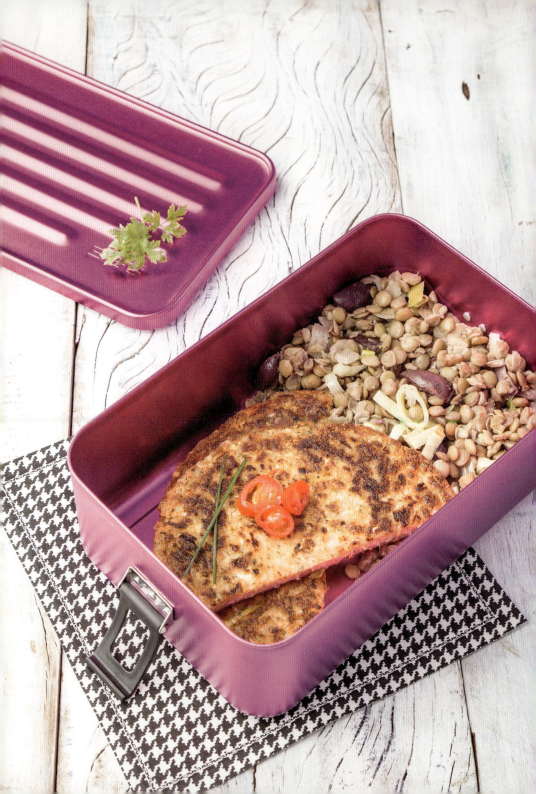

fritada de tofu com tomate-cereja

tempo de preparo 25 minutos
rende 2 porções

um fio de azeite, e mais um pouco para untar
1 cebola roxa pequena ralada
100 g de tofu marinado (p. 125)
1 colher (sopa) de amido de milho
1 colher (sopa) de farinha de trigo integral
½ colher (sopa) de um mix de alho e cebola desidratados
¼ de xícara de tomate-cereja cortado em rodelas

1. Aqueça o azeite numa frigideira grande e doure ligeiramente a cebola. Retire do fogo e reserve.
2. Numa tigela, amasse grosseiramente o tofu e acrescente a cebola refogada. Misture bem e adicione o amido, a farinha e os temperos desidratados. Ponha o tomate-cereja e misture delicadamente.
3. Aqueça outra frigideira antiaderente levemente untada com azeite. Espalhe a mistura na frigideira, formando uma camada uniforme, e cozinhe até dourar. Vire com cuidado para não despedaçar e doure do outro lado.

Sirva com o refogado de lentilha, alho-poró e azeitona preta (p. 128).

bobó de legumes com creme de mandioquinha

tempo de preparo 35 minutos
rende 4 porções

400 g de mandioquinha sem casca
1 colher (chá) de azeite
1 cebola pequena picada
1 dente de alho picado
1½ xícara de legumes variados (vagem, cenoura e ervilha, por exemplo), sem casca, cortados em cubos
1 xícara de caldo de legumes (p. 125)
200 g de shimeji higienizado e fatiado
1 xícara de leite de coco caseiro (p. 124)
sal e pimenta-do-reino branca moída na hora a gosto

1. Cozinhe a mandioquinha no vapor. Amasse, mas reserve alguns pedaços (o equivalente a ½ xícara) para cortar em cubos. Reserve.
2. Leve ao fogo uma panela com o azeite e refogue a cebola e o alho até ficarem transparentes. Junte os legumes e metade do caldo. Cozinhe até os legumes ficarem ligeiramente macios. Adicione o shimeji e a mandioquinha cortada em cubos.
3. Ponha a mandioquinha amassada no liquidificador e bata com o restante do caldo. Transfira para a panela com os legumes. Misture e ponha o leite de coco. Cozinhe, mexendo de vez em quando, até virar um creme encorpado. Tempere com sal e pimenta. Sirva com arroz integral (p. 126) polvilhado com salsinha picada.

O bobó pode ser congelado para ser saboreado em outra ocasião. Neste caso, descongele deixando-o por algumas horas na geladeira.

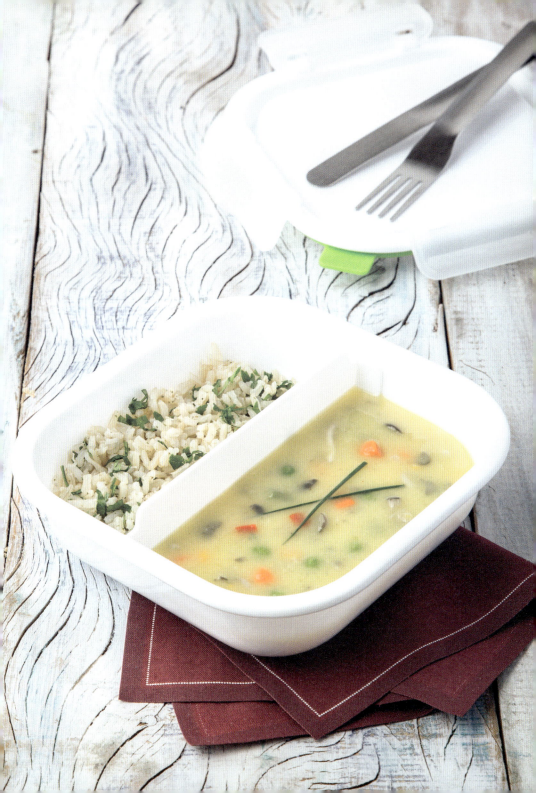

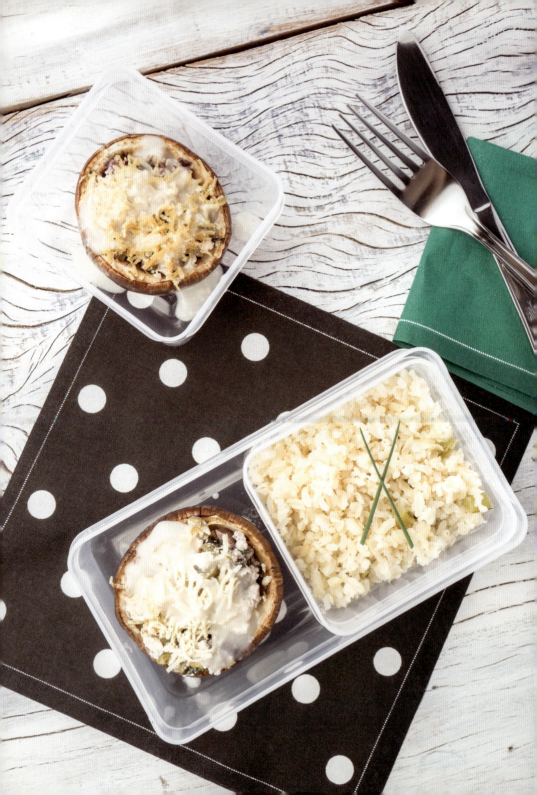

berinjela recheada

tempo de preparo 35 minutos
rende 2 porções

- 1 berinjela pequena com casca
- 2 colheres (sopa) de um mix de azeitona verde e preta, sem casca, picada
- 1 colher (sopa) de alcaparra escorrida
- ½ colher (sopa) de um mix de tomilho e manjericão picados
- ¼ de xícara de tofu defumado ralado
- ½ colher (sopa) de azeite
- ½ xícara de leite de aveia (p. 124)

1. Corte a berinjela ao meio no sentido da largura e retire a polpa com ajuda de uma colher (cuidado para não ferir a casca). Reserve a polpa e a casca da berinjela separadamente.
2. Para fazer o recheio, misture em uma tigela a polpa reservada com as azeitonas, a alcaparra, as ervas e metade do tofu. Preaqueça o forno a 180 °C. Preencha cada metade da casca de berinjela com essa mistura e polvilhe com o tofu reservado. Regue com o azeite e cubra com o leite de aveia. Leve ao forno por 20 minutos ou até a berinjela fica macia.

Esta berinjela recheada fica uma delícia servida com arroz integral (p. 126).

bolinho assado de grão-de-bico

tempo de preparo 45 minutos
rende 14 unidades

bolinho

1½ xícara de grão-de-bico
demolhado e cozido
(ver "remolho", p. 9)
1 cebola roxa pequena picada
1 dente de alho
1 colher (sopa) de azeite, e mais
um pouco para untar
½ colher (sopa) de tahine
1 colher (sopa) de cebolinha picada
uma pitada de pimenta síria
sal e pimenta-do-reino branca
moída na hora a gosto
4 colheres (sopa) de farinha de
trigo integral

molho

1 colher (sopa) de suco de
limão-siciliano
1 dente de alho picado
1 cebola pequena picada
1 colher (sopa) de azeite
cebolinha picada a gosto

1. Preaqueça o forno a 180 °C.
2. Bata o grão-de-bico no processador junto com os demais ingredientes, exceto a farinha. Transfira para uma tigela e junte a farinha, misturando bem até soltar das mãos. Forme bolinhos achatados.
3. Forre uma assadeira com papel-alumínio e unte-o com azeite. Distribua os bolinhos e asse por 40 minutos ou até dourarem, virando na metade do tempo.
4. Para fazer o molho, bata todos os ingredientes no liquidificador, exceto a cebolinha. Salpique-a e sirva o molho com os bolinhos.

Sirva com quinoa com cenoura (p. 127) e escarola refogada (p. 127). Se preferir, congele os bolinhos depois de assados. Descongele na geladeira e aqueça no forno antes de servir.

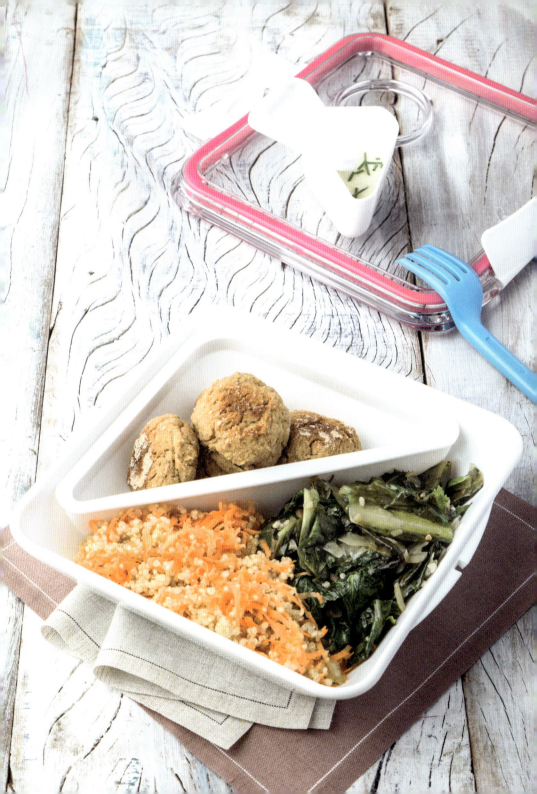

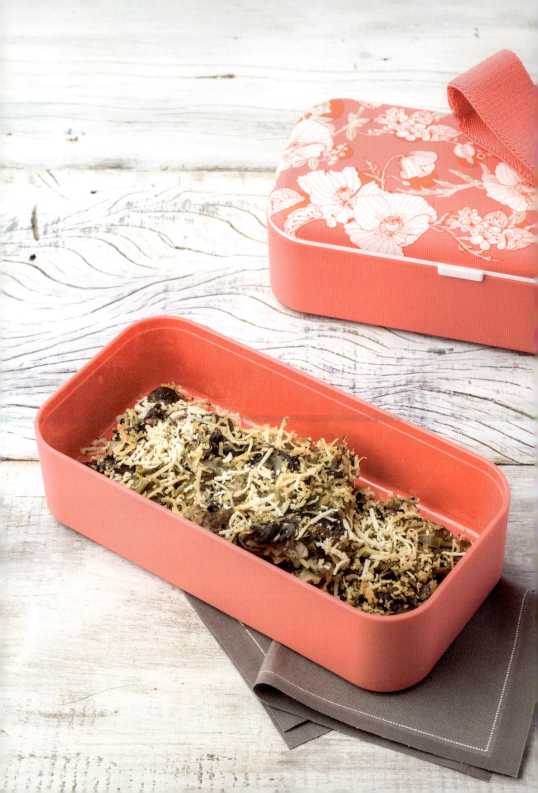

torta de cogumelo e alho-poró

tempo de preparo 45 minutos
rende 8 pedaços

massa

1 xícara de farinha de grão-de-bico, e mais um pouco para polvilhar
¼ de xícara de um mix de linhaça dourada e chia
⅓ de xícara de azeite, e mais um pouco para pincelar
sal a gosto

recheio

um fio de azeite
1 talo de alho-poró cortado em rodelas
1 colher (sopa) de um mix de cebola e alho desidratados
1 xícara de tofu defumado ralado
200 g de um mix de cogumelo-de-paris e shimeji limpos e grosseiramente picados
1 xícara de leite de aveia (p. 124)
sal e pimenta-do-reino branca moída na hora a gosto

1. Em uma tigela, ponha a farinha, a linhaça com a chia e o azeite. Tempere com sal e misture bem até virar uma massa homogênea.
2. Preaqueça o forno a 180 °C. Pincele azeite em uma assadeira redonda de fundo removível e 20 cm de diâmetro e polvilhe com farinha. Forre o fundo e as laterais com a massa e faça furinhos na base com um garfo. Leve ao forno por 10 minutos ou até dourar ligeiramente. Retire e reserve.
3. Para o recheio, em uma frigideira, aqueça o azeite e refogue o alho-poró, a cebola e o alho desidratados por 2 minutos, mexendo sempre. Adicione o tofu (reserve um pouco) e os cogumelos. Cozinhe por 5 minutos, mexendo de vez em quando. Acrescente o leite e mexa bem. Tempere com sal e pimenta e cozinhe por mais 3 minutos.
4. Cubra a massa com essa mistura e polvilhe com o tofu reservado. Leve ao forno por 25 minutos ou até dourar ligeiramente. Espere esfriar e desenforme.

chuchu refogado com lentilha, tofu e ervas

tempo de preparo 20 minutos
rende 2 porções

um fio de azeite
1 cebola pequena picada
1 dente de alho
1 chuchu médio, sem casca, ralado
sal e pimenta calabresa a gosto
½ colher (sopa) de suco de limão-siciliano
¼ de xícara de lentilha demolhada e cozida (ver "remolho", p. 9)
¼ de xícara de tofu marinado (p. 125) grosseiramente picado
1 colher (sopa) de ervas frescas (tomilho, salsinha e hortelã, por exemplo) picadas

1. Em uma panela, aqueça o azeite e refogue a cebola e o alho até ficarem transparentes. Junte o chuchu, tempere com sal, pimenta e o suco de limão. Cozinhe, mexendo sempre, por 5 minutos, mexendo sempre.
2. Adicione a lentilha e cozinhe por mais 2 minutos. Se precisar, adicione um pouco de água ou caldo de legumes (p. 125). Ponha o tofu marinado e tempere com as ervas. Refogue por mais 3 minutos, mexendo delicadamente para não desmanchar o tofu, e desligue o fogo. Transfira para a marmita e guarde na geladeira até o momento de consumir.

Turbine sua marmita servindo este refogado com hambúrguer de quinoa vermelha e abobrinha (p. 76) e arroz integral (p. 126).

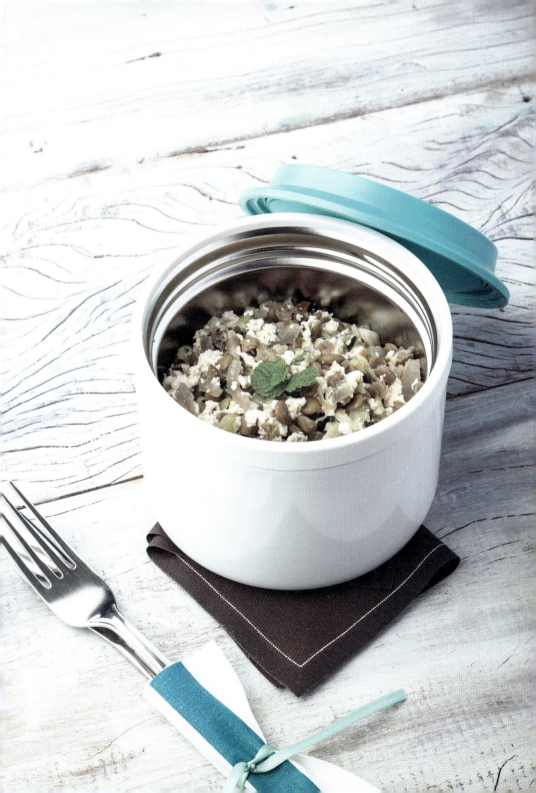

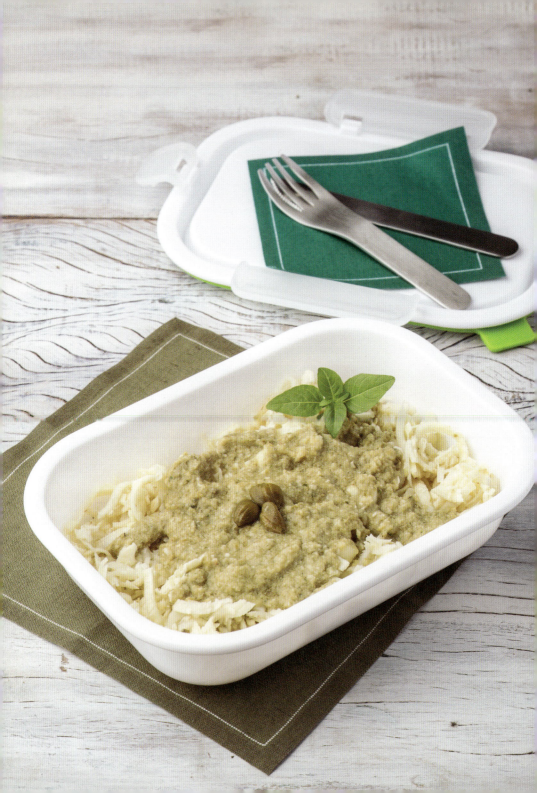

macarrão de pupunha com molho de alcaparra

tempo de preparo 20 minutos
rende 1 porção

macarrão

100 g de palmito pupunha
1 pedaço de gengibre com 3 cm
sal e pimenta-do-reino branca moída na hora a gosto

molho

3 colheres (sopa) de azeite
½ xícara de azeitona verde, sem caroço, picada
3 castanhas-do-pará
2 colheres (sopa) de manjericão fresco (só as folhas)
3 colheres (sopa) de alcaparra lavada e escorrida
sal e pimenta-do-reino moída na hora a gosto

1. Corte o pupunha em fios com ajuda de um cortador de legumes em espiral. Numa panela, ferva água suficiente para cobrir o palmito. Assim que aquecer, coloque o palmito cortado e o gengibre. Tempere com sal e pimenta. Cozinhe por 3 minutos ou até o pupunha ficar al dente (macio, mas firme). Escorra bem e reserve.
2. Prepare o molho batendo todos os ingredientes no liquidificador. Sirva sobre o pupunha.

Para completar sua refeição e deixá-la ainda mais rica, sirva este macarrão com o bolinho assado de grão-de-bico (p. 56).

panqueca com recheio de ora-pro-nóbis

tempo de preparo 55 minutos
rende 4 unidades

panqueca

1 colher (sopa) de linhaça
3 colheres (sopa) de água quente
1 colher (sopa) de azeite
1 xícara de farinha de trigo integral
1¼ xícara de água
1 colher (chá) de fermento químico em pó
uma pitada de pimenta-do-reino branca moída na hora
óleo para untar

recheio

1 colher (chá) de azeite
1 cebola roxa ralada
1 dente de alho ralado
2 xícaras de ora-pro-nóbis (ou espinafre), só as folhas, picado
¼ de xícara de leite de semente de girassol (p. 124)
2 colheres (sopa) de tofu defumado ralado

1. Numa tigela, ponha a linhaça de molho na água quente e deixe por 30 minutos. Transfira para o liquidificador e bata bem. Adicione o restante dos ingredientes da panqueca e bata mais.
2. Aqueça uma frigideira untada com óleo e ponha 2 colheres (sopa) da massa. Espalhe, deixe dourar e vire do outro lado para dourar por igual. Transfira para um prato e prepare as outras panquecas.
3. Para fazer o recheio, aqueça o azeite e doure a cebola e o alho. Junte o ora-pro-nóbis e refogue por 5 minutos ou até as folhas murcharem. Ponha o leite de girassol e o tofu defumado. Mexa bem e espere a mistura quase secar.
4. Recheie as panquecas e enrole-as com cuidado. Sirva com o molho de tomate-cereja (p. 129) e o tofu defumado por cima.

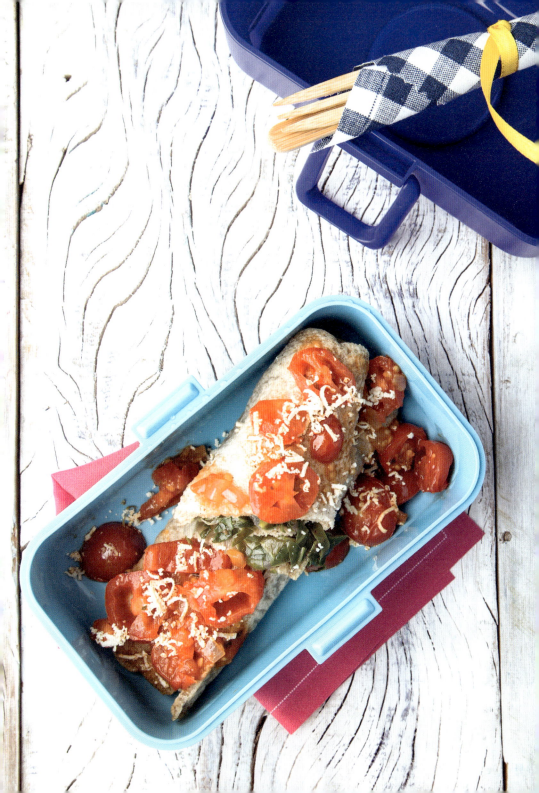

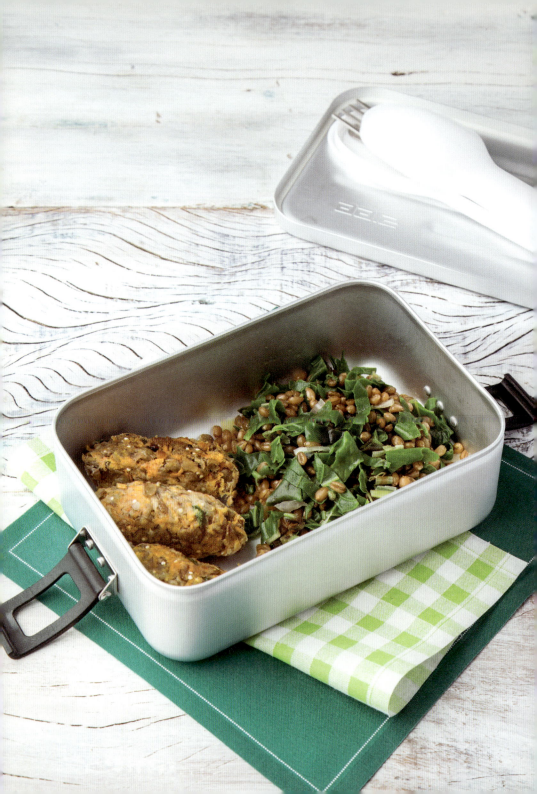

bolinho de lentilha

tempo de preparo 40 minutos
rende 10 bolinhos

1 xícara de lentilha demolhada e cozida (ver "remolho", p. 9)
1 cebola pequena ralada
1 cenoura pequena, sem casca, ralada
uma pitada de sal
uma pitada de lemon pepper
uma pitada de pimenta calabresa
1 colher (chá) de salsinha e cebolinha picadas
3 castanhas-do-pará grosseiramente moídas
2 colheres (sopa) de farinha de arroz
óleo para untar
farinha de trigo para polvilhar

1. Preaqueça o forno a 180 °C.
2. Bata todos os ingredientes no liquidificador, exceto a farinha. Transfira para uma tigela e misture a farinha aos poucos, até dar o ponto de enrolar.
3. Molde os bolinhos e distribua-os numa assadeira untada com óleo e polvilhada com farinha de trigo. Asse por 25 minutos ou até dourarem.

Esta receita fica ótima com o molho de mostarda (p. 40) e servida com trigo refogado com verduras (p. 127).

abobrinha gratinada

tempo de preparo 45 minutos
rende 4 porções

abobrinha

½ colher (sopa) de azeite, e mais um pouco para untar
1 cebola pequena picada
1 dente de alho ralado
1 talo de alho-poró cortado em rodelas
½ xícara de um mix de pimentões vermelho, verde e amarelo, sem sementes, picados
½ xícara de ervilha descongelada
sal, pimenta-do-reino moída na hora e noz-moscada ralada na hora a gosto
2 abobrinhas médias cortadas em rodelas finas

cobertura

um fio de azeite
1 colher (chá) de um mix de alho e cebola desidratados
1 xícara de leite de aveia (p. 124)
1 colher (sopa) de amaranto
½ xícara de tofu defumado ralado

1. Comece pela abobrinha. Em uma panela, aqueça o azeite e refogue a cebola, o alho e o alho-poró até ficarem transparentes. Adicione os pimentões e a ervilha e refogue por 5 minutos. Tempere com sal, pimenta e noz-moscada. Unte um refratário com azeite e distribua metade da abobrinha no fundo da assadeira. Por cima, disponha o refogado de legumes. Cubra com a abobrinha restante e reserve.
2. Preaqueça o forno a 180 °C.
3. Para fazer a cobertura, bata todos os ingredientes no liquidificador (reserve metade do tofu) e cubra os legumes com esse creme. Polvilhe com o tofu reservado e leve ao forno por 30 minutos ou até dourar ligeiramente e o líquido que se formar quase secar.

Sirva com o arroz integral (p. 126) cozido com talos de couve.

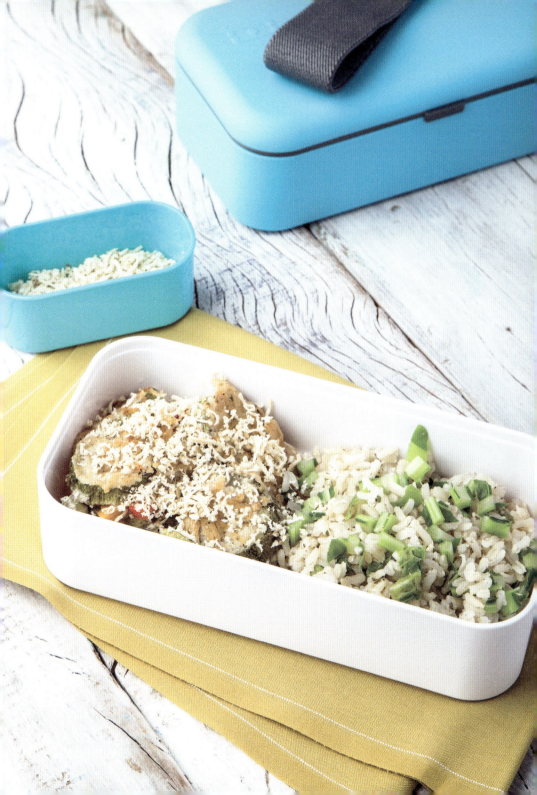

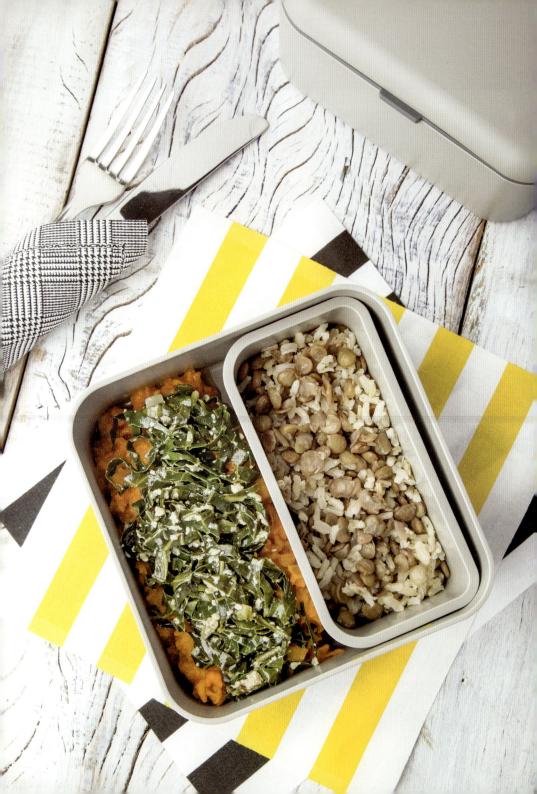

purê de abóbora com couve e tofu marinado

tempo de preparo 40 minutos
rende 4 porções

purê

400 g de abóbora-japonesa, sem casca e sem sementes, cozida no vapor
1 colher (sopa) de azeite
1 colher (sopa) de um mix de alho e cebola desidratados
sal e pimenta-da-jamaica moída na hora a gosto

couve e tofu marinado

um fio de azeite
1 cebola roxa pequena ralada
1 dente de alho ralado
1 xícara de couve grosseiramente picada
100 g de tofu marinado (p. 125) cortado em cubos
sal e pimenta calabresa a gosto

1. Comece pelo purê, amassando a abóbora. Em uma panela, aqueça o azeite e refogue a cebola com o alho até dourarem ligeiramente. Junte a abóbora amassada e os temperos. Cozinhe por 5 minutos, mexendo sempre. Retire do fogo e reserve.
2. Prepare a couve aquecendo o azeite em uma panela. Refogue a cebola e o alho até dourarem ligeiramente. Junte a couve e cozinhe em fogo baixo por 10 minutos, mexendo de vez em quando. Acrescente o tofu marinado, sal e pimenta. Misture com cuidado e sirva sobre o purê de abóbora.

Para complementar sua receita, sirva com o arroz integral (p. 126) cozido com lentilha.

bolinho de aipim com espinafre

tempo de preparo 1 hora
rende 10 unidades

massa
400 g de aipim sem casca
1 colher (chá) de um mix de salsinha e cebola desidratadas
sal e pimenta-do-reino branca moída na hora a gosto
2 colheres (sopa) de farinha de linhaça

recheio
um fio de azeite
1 cebola roxa pequena picada
1 dente de alho ralado
1 maço de espinafre lavado e picado
sal e pimenta-do-reino branca moída na hora a gosto

1. Corte o aipim em pedaços e ponha na panela de pressão com água suficiente para cobri-lo. Feche a panela e cozinhe, após a pressão, por 15 minutos. Deixe sair o vapor, abra a panela e veja se está macio.
2. Se estiver, transfira para uma tigela e espere esfriar para amassar. Tempere com os ingredientes restantes e reserve. Preaqueça o forno 180 °C.
3. Para fazer o recheio, aqueça o azeite e refogue a cebola e o alho até ficarem transparentes. Adicione o espinafre e tempere com sal e pimenta. Cozinhe por 5 minutos, mexendo de vez em quando. Retire, escorra o excesso de líquido e reserve.
4. Abra a massa na palma da mão (se necessário, molhe com água) e, no centro da massa, coloque o espinafre refogado e bem escorrido. Feche e dê o formato de um bolinho alongado. Leve ao forno por 30 minutos ou até dourar ligeiramente.

Espere o aipim esfriar para começar a receita, pois, dependendo do tipo – mais ou menos fibroso –, talvez precise de mais farinha para dar liga. Sirva os bolinhos com o molho vinagrete (p. 129).

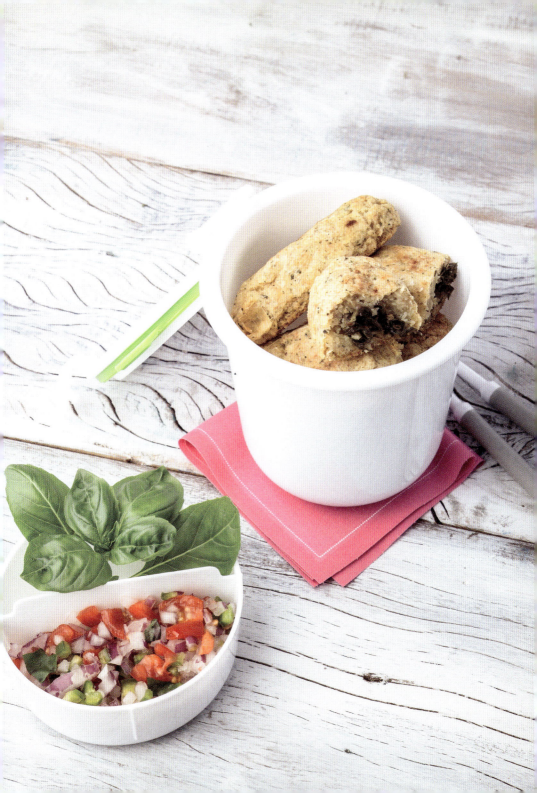

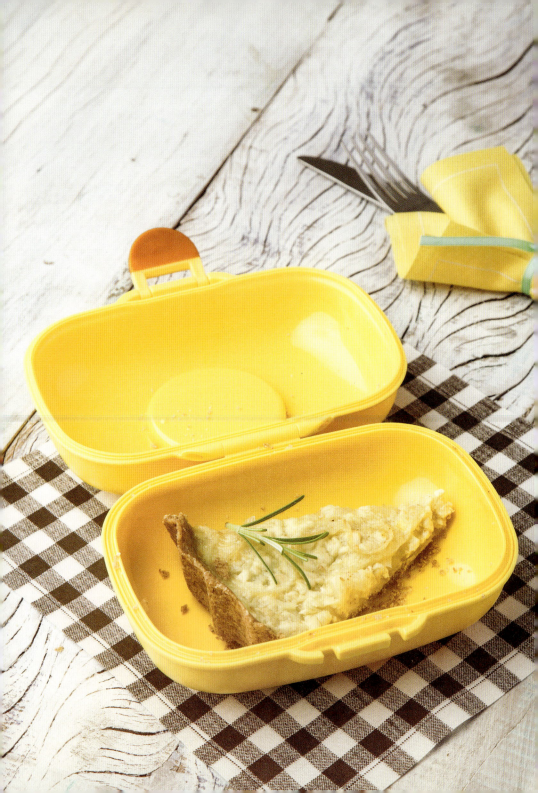

torta de cebola com massa de aveia

tempo de preparo 50 minutos
rende 8 pedaços

massa

1 xícara de aveia em flocos finos
1 xícara de farinha de trigo integral, e mais um pouco para polvilhar
1/3 de xícara de azeite, e mais um pouco para untar
sal a gosto
2 colheres (sopa) de água

recheio

um fio de azeite
1 cebola grande cortada em rodelas
1 xícara de tofu marinado (p. 125) amassado
1 xícara de leite de aveia (p. 124)
sal, pimenta-do-reino branca moída na hora e alecrim fresco picado a gosto

1. Para fazer a massa, misture em uma tigela a aveia, a farinha e o azeite até formar uma farofa úmida. Adicione então sal e a água até obter uma massa homogênea.

2. Pincele azeite em uma assadeira redonda de fundo removível e 20 cm de diâmetro e polvilhe com farinha. Cubra o fundo da assadeira com a massa e reserve enquanto prepara o recheio.

3. Preaqueça o forno a 180 °C.

4. Para o recheio, aqueça o azeite em uma frigideira grande e refogue a cebola em fogo baixo até ficar transparente. Adicione o tofu e o leite de aveia, mexendo sempre. Tempere com sal, pimenta e alecrim. Despeje essa mistura sobre a massa reservada e leve ao forno por 35 minutos ou até dourar ligeiramente. Deixe esfriar para servir (ao esfriar, o recheio fica mais firme).

Sirva com uma das receitas do capítulo de saladas (a partir da p. 35).

hambúrguer de quinoa vermelha e abobrinha

tempo de preparo 45 minutos
rende 6 unidades

1 xícara de quinoa vermelha demolhada e cozida (ver "remolho", p. 9)
1 colher (sopa) de um mix de alho e cebola desidratados
1 abobrinha pequena ralada
1 colher (sopa) de um mix de salsinha e cebolinha picadas
um fio de azeite, e mais um pouco para untar
sal e pimenta-do-reino moída na hora a gosto
2 colheres (sopa) de farinha de trigo

1. Preaqueça o forno a 180 °C.
2. Numa tigela, misture bem todos os ingredientes, exceto a farinha, até virar uma mistura homogênea. Adicione a farinha aos poucos até dar o ponto de enrolar. Faça bolinhas e achate-as, moldado os hambúrgueres.
3. Forre uma assadeira com papel-alumínio ligeiramente untado com azeite e ponha os hambúrgueres. Leve ao forno por 30 minutos ou até dourar.

Sirva com salada de grão-de-bico (p. 40).

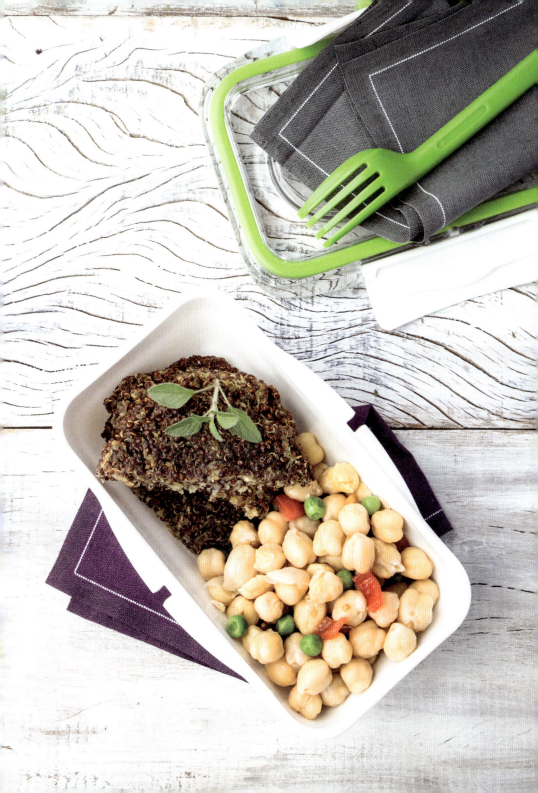

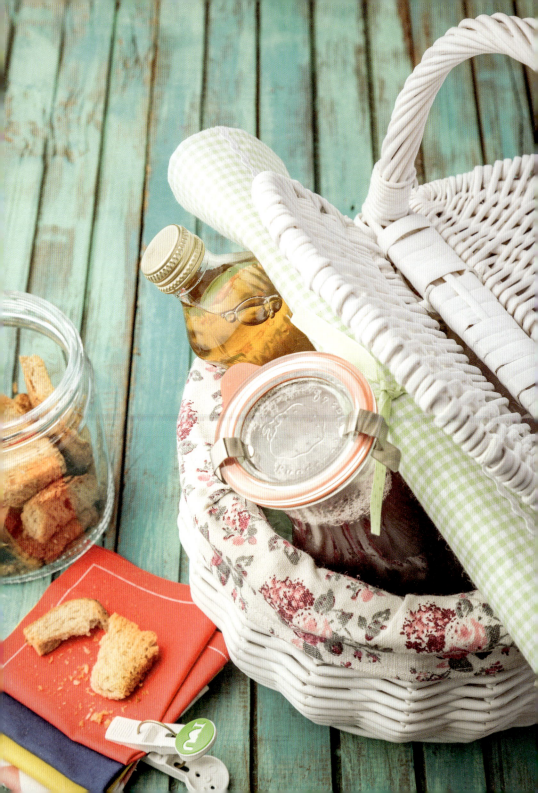

piquenique

opções para os dias de lazer

tortinha prática de legumes

tempo de preparo 50 minutos
rende 3 unidades

massa

1 xícara de farinha de trigo integral
¼ de xícara de azeite
3 colheres (chá) de água
uma pitada de sal
uma pitada de pimenta-do-reino branca moída na hora

recheio

2 cenouras pequenas, sem casca, raladas
1 talo de alho-poró fatiado
1 xícara de tofu marinado (p. 125) amassado com um garfo
1 xícara de leite de aveia (p. 124)
tomilho e alecrim fresco picados a gosto

1. Preaqueça o forno a 180 °C. Em uma tigela, misture a farinha e o azeite até virar uma farofa. Adicione a água e os temperos. Continue mexendo até formar uma massa homogênea.
2. Forre 3 forminhas de 12 cm de diâmetro com a massa. Com um garfo, faça furinhos na base da massa e leve ao forno por 15 minutos ou até começar a dourar. Retire e reserve.
3. Para o recheio, misture todos os ingredientes. Cubra a massa assada com essa mistura e leve ao forno novamente por 35 minutos ou até a cobertura firmar. Retire do forno e espere esfriar antes de embrulhar.

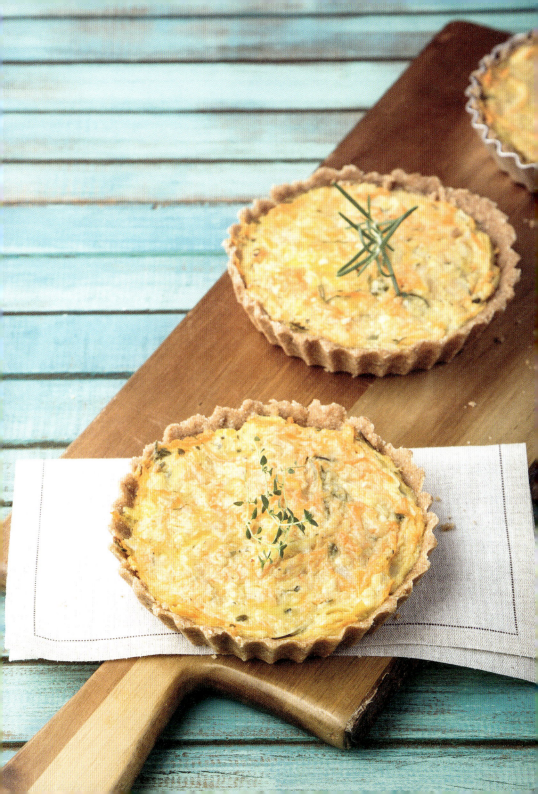

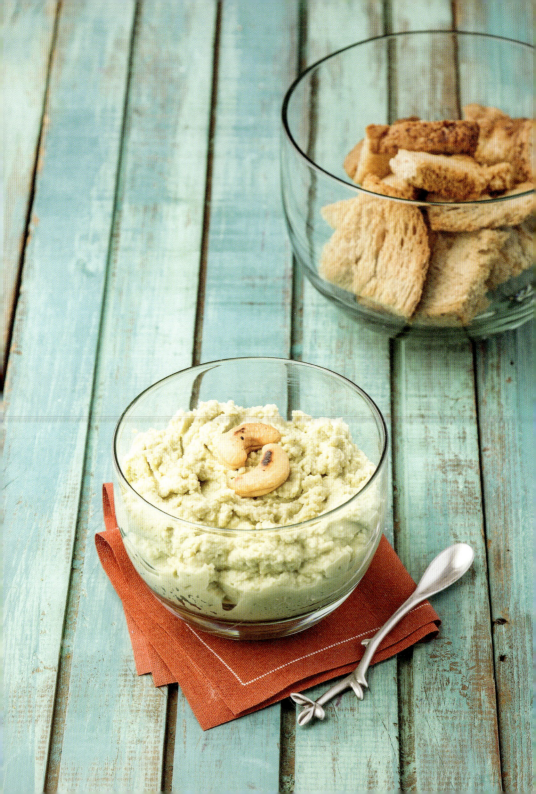

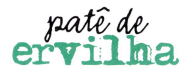

patê de ervilha

tempo de preparo 15 minutos
rende 1½ xícara

1 xícara de ervilha seca demolhada e cozida al dente (ver "remolho", p. 9)
1 dente de alho pequeno
1 cebola pequena
½ xícara de castanha de caju, sem sal, demolhada e bem escorrida
3 colheres (sopa) de azeite
1 colher (sopa) de suco de limão-siciliano coado
sal e pimenta-do-reino branca moída na hora a gosto

1. Bata todos os ingredientes no liquidificador até obter uma massa homogênea.
2. Saboreie como patê em torradas ou como pasta no recheio de sanduíches. Se desejar, para servir, decore com duas castanhas de caju ligeiramente torradas. Guarde na geladeira com filme de PVC.

Para demolhar a castanha de caju, coloque-a em uma tigela, cubra com água filtrada e deixe por, no mínimo, 8 horas. Passado esse tempo, escorra a castanha e descarte a água.

manjar de coco com calda de damasco

tempo de preparo 20 minutos (+ tempo de geladeira)
rende 4 unidades

manjar
2 colheres (sopa) de amido de milho
1 xícara de leite de aveia (p. 124)
2 xícaras de leite de coco caseiro (p. 124)
3 colheres (sopa) de açúcar demerara

calda
1½ xícara de damasco picado
3 colheres (sopa) de açúcar demerara
1 xícara de água

1. Dissolva o amido em ½ xícara do leite de aveia. Reserve.
2. Leve os demais ingredientes ao fogo médio e adicione o amido dissolvido. Misture bem e cozinhe, mexendo sempre até engrossar. Retire do fogo e reserve.
3. Faça a calda levando todos os ingredientes ao fogo baixo. Cozinhe, mexendo às vezes, até engrossar ligeiramente e virar uma calda rala.
4. Na hora da montagem, ponha parte da calda em potes de vidro. Por cima, disponha o manjar e cubra com a calda restante. Deixe esfriar e guarde na geladeira até o momento de consumir.

É bom montar o doce no recipiente em que será servido, pois o manjar firma depois de algum tempo. Assim, sua apresentação vai ficar mais bonita.

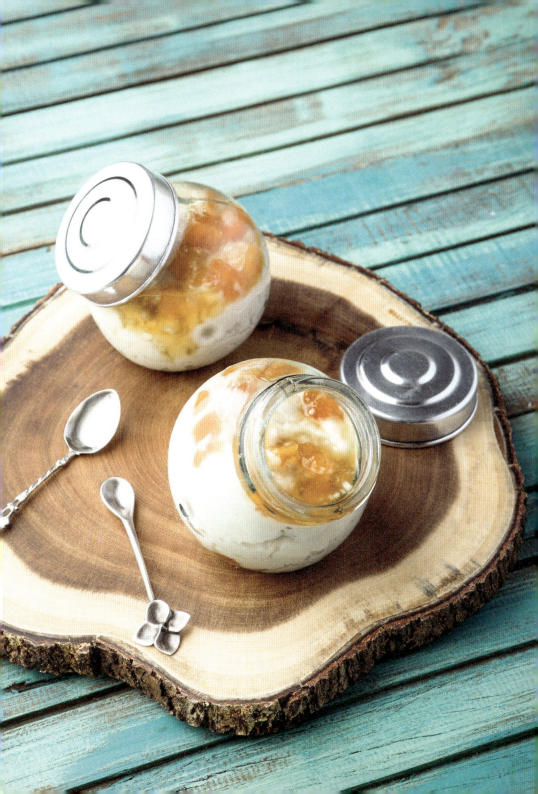

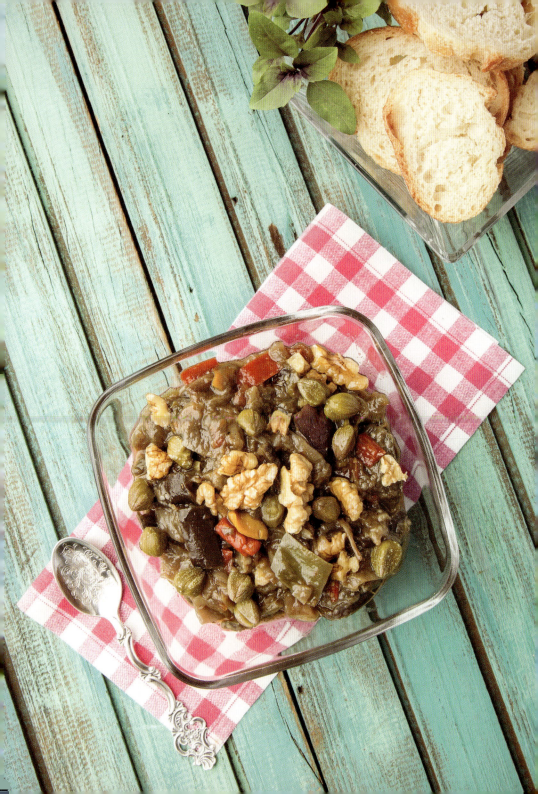

caponata
na pressão

tempo de preparo 20 minutos (+ tempo de geladeira)
rende 2 xícaras

1 cebola roxa cortada em cubos
1 colher (sopa) de azeite
2 berinjelas grandes, cortadas em cubinhos
1 pimentão verde pequeno, sem sementes, picado
1 pimentão vermelho pequeno, sem sementes, picado
1 pimentão amarelo pequeno, sem sementes, picado
1 abobrinha cortada em cubinhos
1 tomate, sem sementes, cortado em cubos
1 ramo grande de manjericão roxo
1 talo de alho-poró cortado em rodelas
sal e pimenta-do-reino moída na hora a gosto
¼ de xícara de nozes, sem casca, grosseiramente picadas
3 colheres (sopa) de alcaparra escorrida
2 colheres (sopa) de uva-passa branca

1. Na panela de pressão, refogue a cebola no azeite. Adicione os ingredientes restantes, exceto as nozes, a alcaparra e a uva-passa. Tampe e leve ao fogo alto até a panela começar a chiar. Abaixe o fogo e cozinhe por mais 5 minutos. Desligue o fogo e espere o vapor sair naturalmente.
2. Abra a panela e, se os ingredientes estiverem macios, adicione as nozes, a alcaparra e a uva-passa. Mexa, transfira para uma tigela com tampa e deixe na geladeira até o momento de servir.

Se ainda sobrar muito líquido quando abrir a panela, deixe-a por mais alguns minutos no fogo baixo sem tampar, mexendo de vez em quando, até secar mais. Só então adicione as nozes, a alcaparra e a uva-passa.

aperitivo com ervas

tempo de preparo 2 horas
rende 6 porções

1 xícara de farinha de trigo integral, e mais um pouco para polvilhar
1 envelope (10 g) de fermento biológico seco instantâneo
1 colher (chá) de açúcar
1 colher (sopa) de azeite, e mais um pouco para pincelar
uma pitada de sal
¼ de xícara de água
sal rosa grosso a gosto
ervas picadas a gosto

1. Em uma tigela, misture a farinha, o fermento e o açúcar. Junte o azeite, a pitada de sal e a água aos poucos. Misture bem e sove até a massa soltar das mãos. Cubra e deixe crescer até dobrar de volume.
2. Preaqueça o forno a 180 °C.
3. Abra a massa sobre uma superfície lisa e polvilhada com farinha de trigo. Pincele com o azeite e salpique o sal grosso e as ervas picadas. Corte em pedaços pequenos e transfira para uma assadeira. Leve ao forno por 20 minutos ou até dourar.

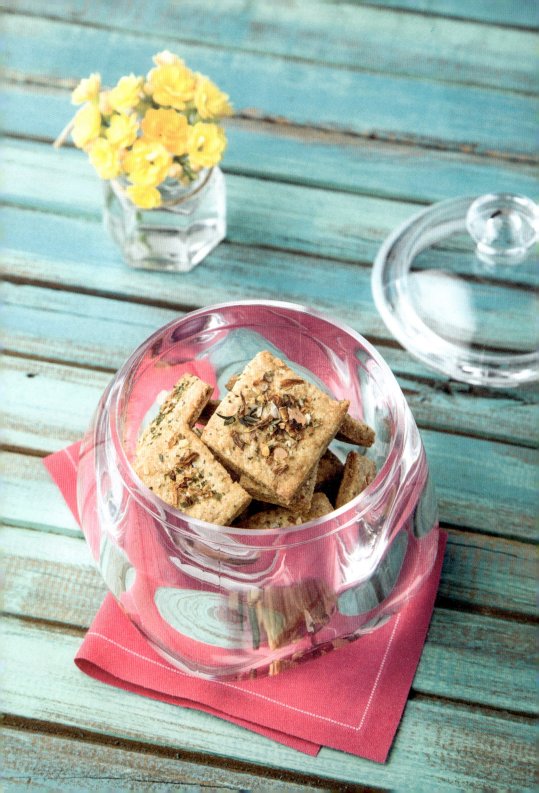

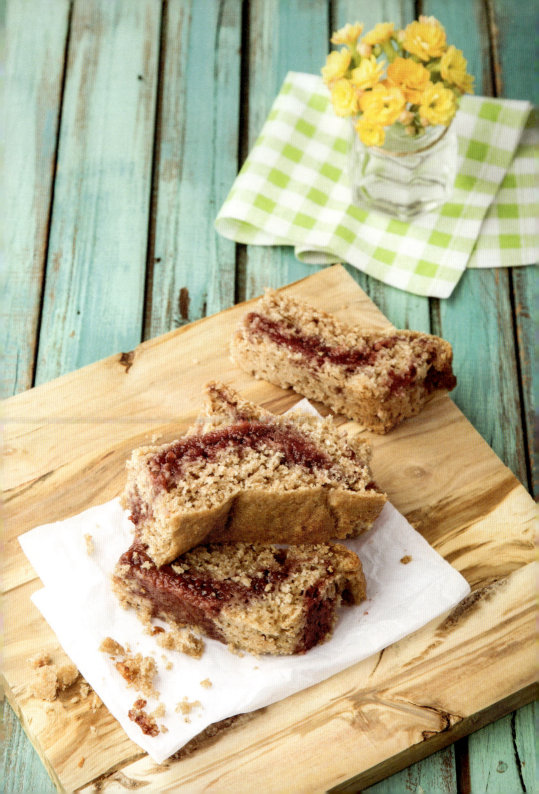

pão com recheio de framboesa

tempo de preparo 45 minutos
rende 8 fatias

1 envelope (10 g) de fermento biológico seco instantâneo
1 colher (sopa) de açúcar de coco
1¾ xícara de farinha de trigo integral, e mais um pouco para polvilhar
1 xícara de água
uma pitada de sal
¼ de xícara de óleo, e mais um pouco para untar
1½ xícara de geleia de framboesa

1. Preaqueça o forno a 180 °C.
2. Em uma tigela, misture bem o fermento com o açúcar. Adicione os ingredientes restantes, exceto a geleia, e mexa até obter uma massa homogênea.
3. Coloque metade da massa em uma assadeira média de pão untada com óleo e polvilhada com farinha de trigo. Cubra com a geleia e disponha a massa restante por cima. Leve ao forno por 35 minutos. Espere amornar, desenforme e fatie.

mexidinho de tofu, alho-poró e tomate-cereja

tempo de preparo 15 minutos
rende 4 porções

um fio de azeite
½ xícara de alho-poró cortado em rodelas
1 xícara de tofu marinado cortado em cubos (p. 125)
sal e pimenta-do-reino moída na hora a gosto
2 colheres (sopa) de ervilha descongelada
½ xícara de tomate-cereja cortado em rodelas
1 colher (sopa) de ervas frescas picadas

1. Aqueça o azeite e refogue o alho-poró por 5 minutos.
2. Junte o tofu e cozinhe por 3 minutos, mexendo sempre. Tempere com sal e pimenta, e junte a ervilha e o tomate-cereja. Cozinhe por mais 3 minutos.
3. Ao final, polvilhe com as ervas e sirva.

Esta receita é ideal para comer com torradinhas, num encontro ao ar livre com os amigos. Se você tiver panelinhas charmosas que possam ir ao fogo, prepare nelas e as utilize também para servir.

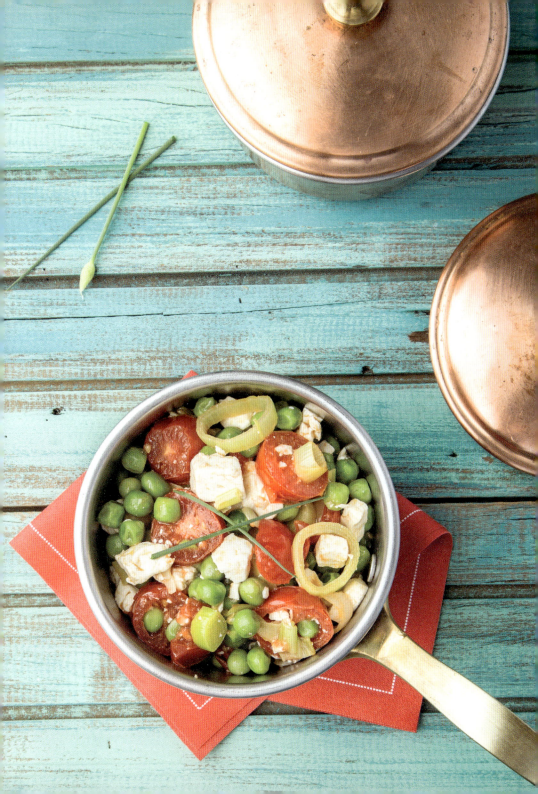

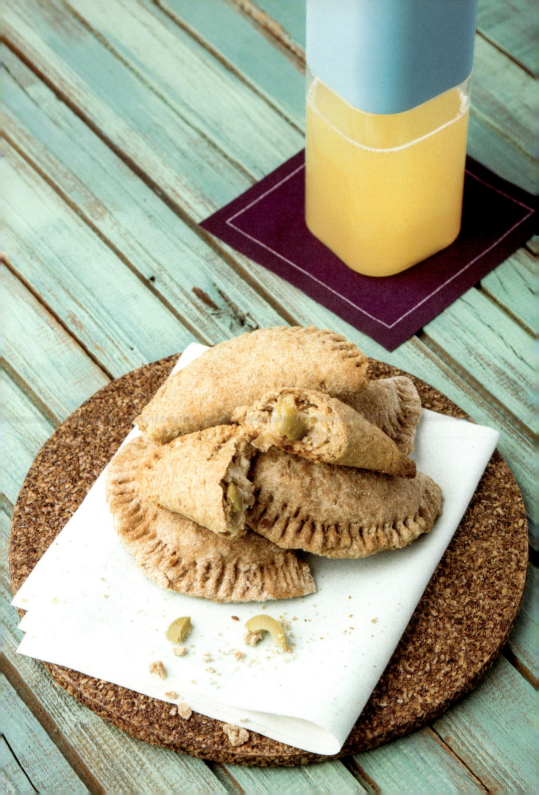

pastel com recheio de
palmito com azeitona

tempo de preparo 45 minutos
rende 6 unidades

massa
1 xícara de farinha de trigo integral
½ colher (chá) de fermento químico em pó
sal a gosto
1 colher de óleo
¼ de xícara de leite de aveia (p. 124)

recheio
um fio de azeite
1 cebola roxa picada
1 dente de alho ralado
1 xícara de palmito em conserva grosseiramente picado
½ xícara de azeitona verde, sem sementes, picada
¼ de xícara de leite de aveia (p. 124)

1. Em uma tigela, misture todos os ingredientes da massa até dar liga e ficar homogêneo. Abra a massa com um rolo e corte-a em discos com 10 cm de diâmetro. Reserve.
2. Para preparar o recheio, aqueça o azeite em fogo baixo e refogue a cebola e o alho até dourarem ligeiramente. Junte o palmito e cozinhe por 5 minutos. Adicione a azeitona e o leite de aveia e cozinhe por mais 5 minutos, mexendo de vez em quando. Desligue e espere o recheio esfriar antes de usar.
3. Preaqueça o forno a 180 °C.
4. Coloque uma porção de recheio no centro de cada disco de massa. Umedeça as bordas com água ou óleo e feche os pastéis. Faça ranhuras com um garfo ao longo da borda para selar bem. Pincele com azeite e leve ao forno por 30 minutos ou até dourar.

Para deixar seus **pastéis douradinhos**, pincele-os com uma mistura de **azeite** com gotas de **shoyu** ou azeite com cúrcuma ou açafrão-da-terra em pó.

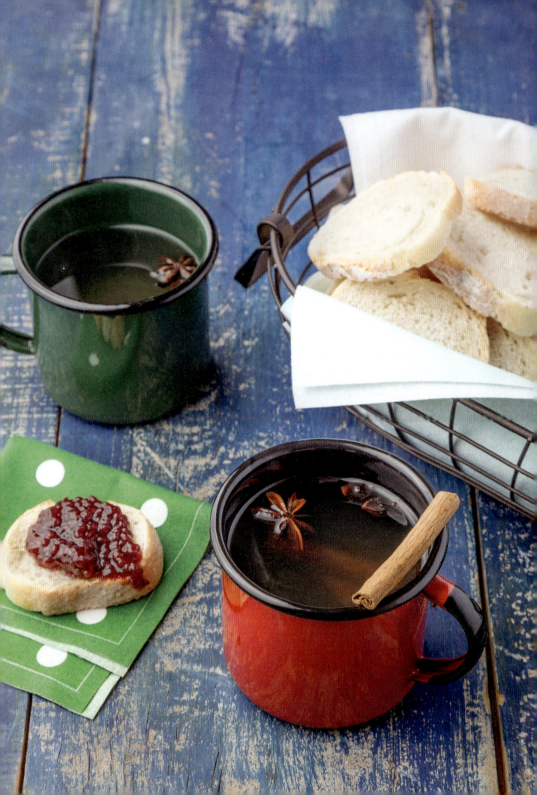

snacks
lanchinhos para todas as horas

muffin de legumes

tempo de preparo 45 minutos
rende 6 unidades

1 cenoura, sem casca, ralada
1 batata-doce, grande, sem casca, cozida e amassada
2 colheres (sopa) de farinha de linhaça dourada
um fio de azeite
½ colher (chá) de fermento químico em pó
½ xícara de um mix de azeitona verde e preta, sem caroço, picada
sal e pimenta-do-reino branca moída na hora a gosto
mix de alho e cebola desidratados a gosto
¼ de xícara de nozes, sem casca, grosseiramente moídas

1. Preaqueça o forno a 180 °C.
2. Esprema bem a cenoura para retirar o excesso de água. Transfira para uma tigela e adicione os ingredientes restantes, reservando um pouco das nozes. Misture bem até virar uma massa homogênea.
3. Ponha em forminhas de silicone para muffins e polvilhe com as nozes reservadas. Asse por 35 minutos ou até que, ao espetar um palito no meio de um dos muffins, ele saia seco.

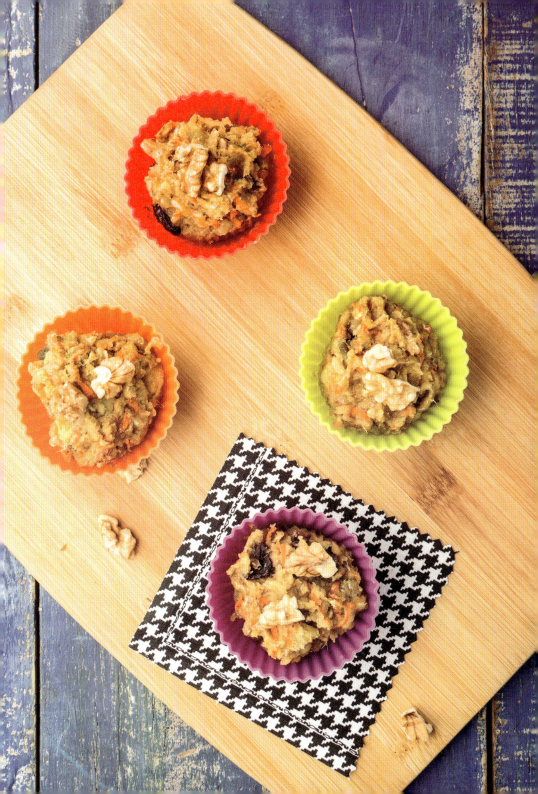

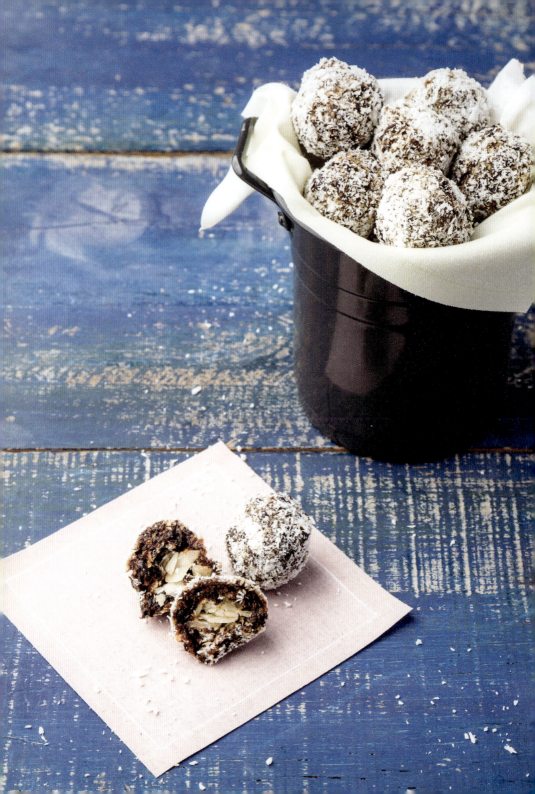

docinho de ameixa e coco

tempo de preparo 10 minutos
rende 12 unidades

1 xícara de ameixa-preta sem caroço
½ xícara de figo seco
½ xícara de coco fresco ralado
lascas de amêndoas a gosto

1. No processador, bata a ameixa, o figo e o coco ralado (reserve um pouco para decorar) até obter uma massa homogênea.
2. Modele bolinhas e ponha algumas lascas de amêndoas dentro delas. Passe as bolinhas pelo coco reservado e deixe na geladeira até o momento de servir.

Se necessário, unte a mão com um pouco de óleo de coco na hora de modelar os docinhos. E cuidado com o coco ralado: se ficar fora de refrigeração, estraga facilmente.

bolinho de laranja com mirtilo

tempo de preparo 1 hora
rende 14 unidades

2 colheres (sopa) de linhaça
6 colheres (sopa) de água
1/3 de xícara de óleo
3/4 de xícara de açúcar demerara
1 colher (sopa) de raspas de casca de laranja
1 3/4 de xícara de farinha de trigo integral
1 colher (chá) de fermento químico em pó
1 colher (chá) de bicarbonato de sódio
1/3 de xícara de suco de laranja coado
1/2 xícara de mirtilo fresco

1. Preaqueça o forno a 180 °C.
2. Deixe a linhaça de molho na água por 30 minutos. Depois, bata no liquidificador e transfira para uma tigela.
3. Na mesma tigela, junte os ingredientes restantes, exceto o mirtilo, e misture bem, até obter uma massa homogênea.
4. Use forminhas de silicone ou de papel que possam ir ao forno. Distribua o mirtilo no fundo delas e, por cima, coloque colheradas da massa.
5. Leve ao forno por 35 minutos ou até que, ao espetar um palito no centro do bolinho, ele saia limpo.

Este bolinho fica ainda mais gostoso servido com calda de laranja. Para prepará-la, leve uma panela ao fogo com o suco de 2 laranjas e 3 colheres (sopa) de açúcar demerara. Cozinhe em fogo baixo, mexendo sempre, até engrossar ligeiramente. Se quiser, adicione raspas da casca da laranja. Sirva sobre os bolinhos.

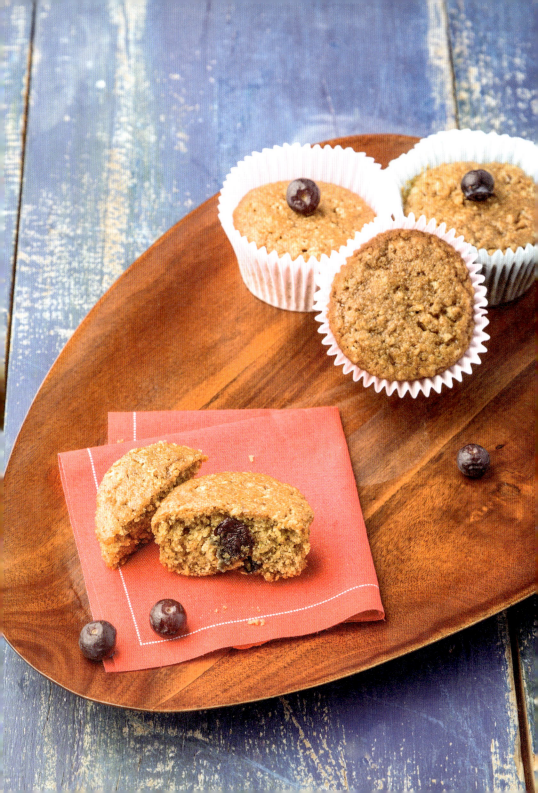

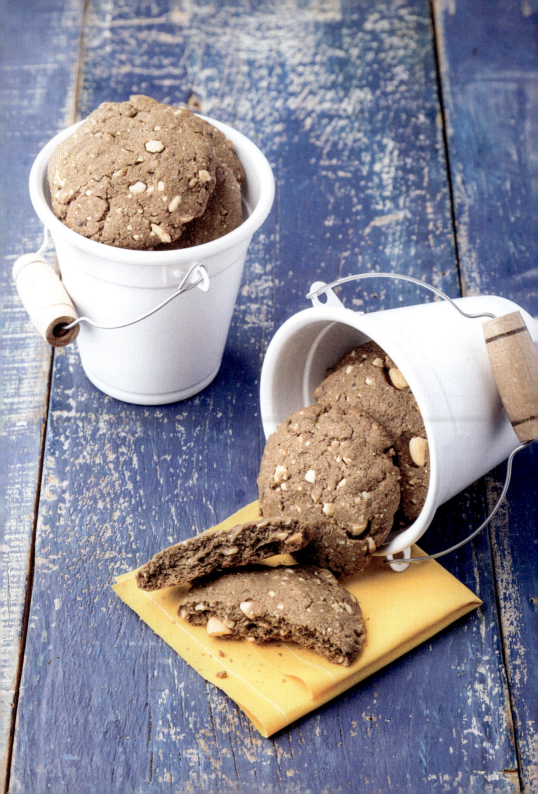

cookies de castanha de caju

tempo de preparo 35 minutos
rende 12 unidades

1 xícara de farinha de trigo integral
½ xícara de açúcar mascavo
uma pitada de sal
1 colher (chá) de bicarbonato de sódio
1 colher (sopa) de farinha de linhaça dourada
3 colheres (sopa) de água
3 colheres (sopa) de óleo de coco
½ xícara (chá) de castanha de caju, sem sal, grosseiramente picada
½ colher (chá) de suco de limão coado

1. Preaqueça o forno a 180 °C.
2. Em uma tigela, coloque todos os ingredientes e misture bem, usando uma espátula.
3. Forre uma assadeira com papel-manteiga e distribua colheradas da massa espaçadas, para que os cookies não grudem uns nos outros depois de assados.
4. Leve ao forno por 25 minutos até firmar e dourar ligeiramente.

Se quiser, use uma colher de sorvete com ejetor para distribuir a massa na assadeira, um jeito fácil de deixar os cookies do mesmo tamanho.

chips de batata-doce

tempo de preparo 35 minutos
rende 1 xícara

1 batata-doce grande orgânica
um fio de azeite, e mais um pouco para untar
sal e pimenta-do-reino branca moída na hora a gosto
tomilho fresco picado a gosto

1. Preaqueça o forno a 180 °C.
2. Lave bem a batata-doce usando uma escovinha exclusiva para uso culinário. Corte-a em fatias finas com ajuda de um cortador de legumes ou mandolina.
3. Distribua-as numa assadeira forrada com papel-alumínio levemente untado com azeite. Regue a batata com o azeite e polvilhe com os temperos e o tomilho. Leve ao forno e asse por 25 minutos ou até dourar, virando na metade do tempo.

Quanto mais finas forem as fatias de batata-doce, mais rapidamente vão assar e ficar crocantes. Portanto, atenção ao tempo de forno para não queimar.

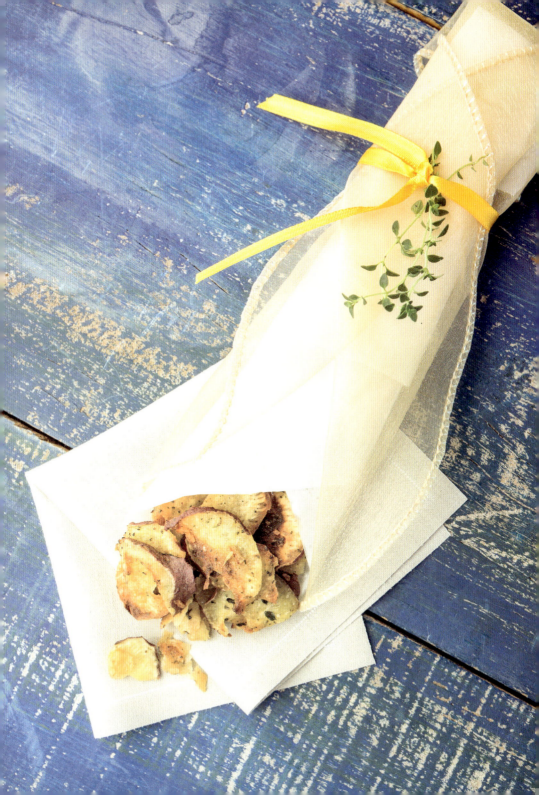

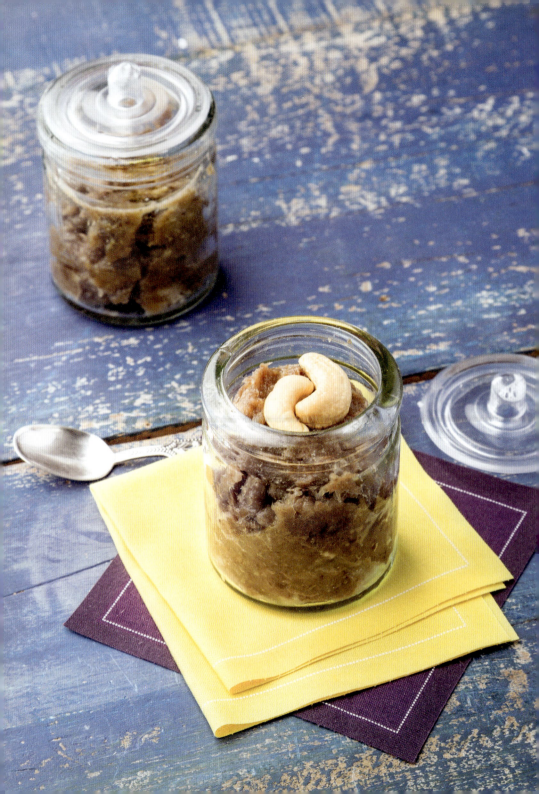

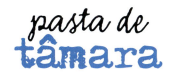

pasta de tâmara

tempo de preparo 10 minutos
rende 1 xícara

1 xícara de tâmara sem caroço
½ xícara de água filtrada
¼ de xícara de castanha de caju torrada sem sal

Ferva a tâmara na água por 5 minutos. Retire do fogo e bata bem no liquidificador junto com a castanha. Transfira para um pote com tampa e guarde na geladeira até o momento de servir.

Esta receita é muito leve e gostosa, podendo substituir uma sobremesa. E como a tâmara é doce, você nem precisa adicionar açúcar

sanduíche integral com tomate seco

tempo de preparo 10 minutos
rende 4 unidades

½ xícara de resíduo de leite de amêndoa (p. 124)
½ colher (chá) de suco de limão-siciliano coado
1 colher (sopa) de azeite
2 nozes inteiras, sem casca
sal e pimenta-do-reino moída na hora a gosto
2 pães sírios pequenos
½ xícara de rúcula limpa e grosseiramente picada
⅓ de xícara de tomate seco picado

1. Bata no processador o resíduo do leite de amêndoa, o suco de limão, o azeite, as nozes, sal e pimenta até virar uma pasta homogênea. Reserve.
2. Abra o pão sírio ao meio e passe a pasta sobre as metades do pão. Recheie ainda com a rúcula e o tomate seco. Sirva com suco de frutas.

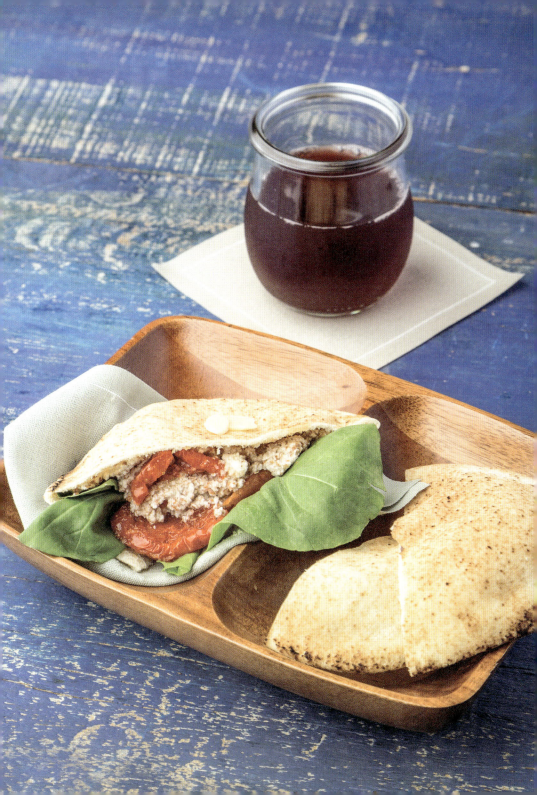

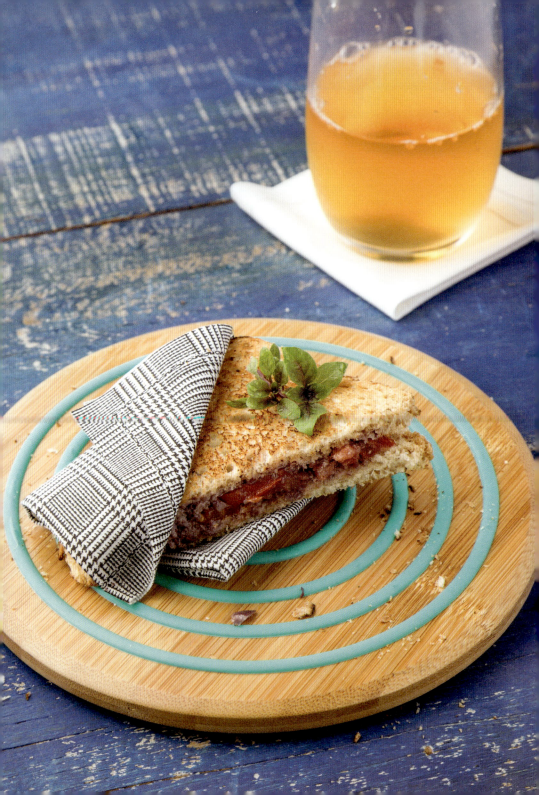

tostex de tomate, orégano e azeitona preta

tempo de preparo 15 minutos
rende 2 unidades

1/3 de xícara de azeitona preta, sem caroço, picada
1/2 colher (sopa) de azeite, e mais um pouco para regar
sal e pimenta-do-reino moída na hora a gosto
orégano a gosto
2 fatias de pão integral vegano
4 rodelas de tomate

1. Bata no processador ou liquidificador a azeitona com o azeite e os temperos até virar uma pasta homogênea.
2. Passe a pasta nas duas fatias de pão. Sobre uma delas, acomode as rodelas de tomate e polvilhe com orégano. Regue o tomate com um fio de azeite e cubra com a outra fatia de pão.
3. Prense numa sanduicheira elétrica ou coloque em uma sanduicheira manual e leve ao fogo baixo até tostar. Sirva em seguida ainda quente.

biscoitinhos de cacau e amêndoa

tempo de preparo 45 minutos
rende 10 unidades

1 colher (sopa) de linhaça
3 colheres de água
1 xícara de farinha de amêndoa
2 colheres (sopa) de açúcar de coco
2 colheres (sopa) de cacau em pó ou alfarroba em pó
1 colher (sopa) de óleo de coco, e mais um pouco para untar

1. Ponha a linhaça e a água em uma tigelinha e deixe de molho por 30 minutos. Depois, bata no liquidificador.
2. Numa tigela grande, misture a linhaça batida e os ingredientes restantes até obter uma massa homogênea.
3. Preaqueça o forno a 180 °C.
4. Ponha colheradas da massa em uma assadeira forrada com papel-manteiga levemente untado com óleo de coco. Faça sulcos no biscoito com um garfo. Leve ao forno preaquecido por 35 minutos ou até firmar.

Se quiser, use uma colher de sorvete com ejetor para distribuir a massa na assadeira, um jeito fácil de deixar os cookies do mesmo tamanho.

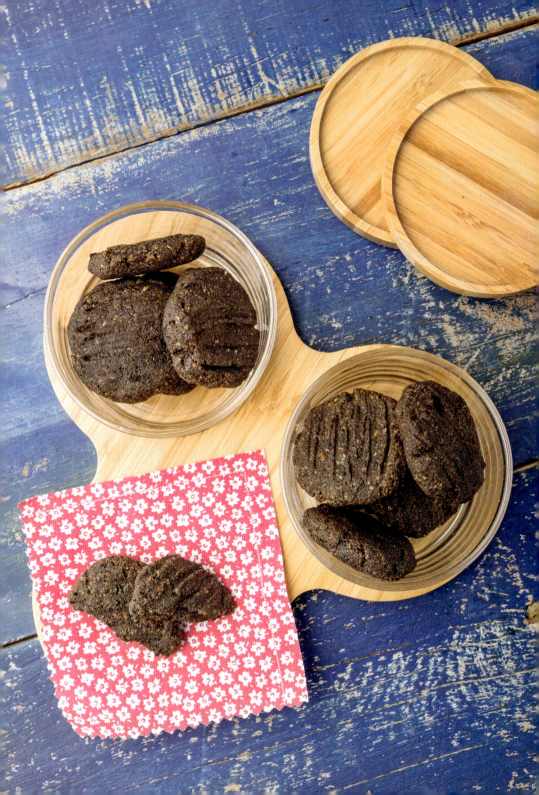

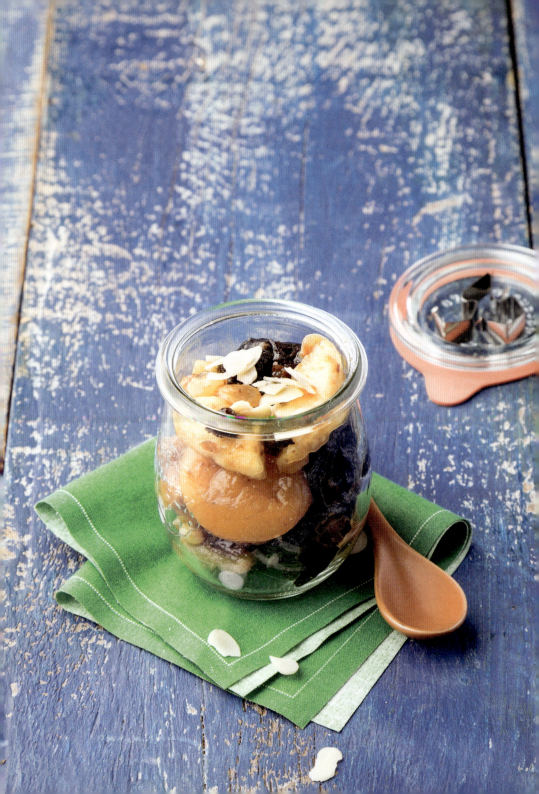

salada de frutas secas

tempo de preparo 10 minutos (+ tempo de geladeira)
rende 2 porções

4 damascos secos
6 ameixas-pretas sem caroço
¼ de xícara de uvas-passas branca e preta
1 xícara de suco de laranja coado
¼ de xícara de banana-passa picada
¼ de xícara de maçã desidratada
1 pau de canela pequeno
1 anis-estrelado
amêndoas em lascas a gosto

1. Ponha os damascos, as ameixas-pretas e as uvas-passas numa tigela com o suco de laranja. Tampe e deixe na geladeira por, no mínimo, 8 horas.
2. Depois desse tempo, passe os ingredientes reservados para uma panela com a banana-passa, a maçã desidratada, a canela e o anis. Leve ao fogo baixo por 5 minutos, ou até o líquido quase secar, misturando bem. Retire do fogo, transfira para potes individuais e polvilhe com a amêndoa em lascas.

biscoitos de banana com aveia

tempo de preparo 30 minutos
rende 10 unidades

2 bananas-prata pequenas, sem casca, amassadas
1 xícara de aveia em flocos grossos
½ xícara de farinha de trigo, e mais um pouco para polvilhar
2 colheres (sopa) de óleo de coco, e mais um pouco para untar
1 colher (sopa) de açúcar de coco
1 colher (chá) de bicarbonato de sódio
1 colher (chá) de canela em pó
uma pitada de sal

1. Preaqueça o forno a 180 °C.
2. Em uma tigela, misture todos os ingredientes até obter uma massa homogênea.
3. Forre uma assadeira com papel-manteiga levemente untado com óleo e polvilhe com farinha de trigo. Distribua colheradas da massa, espaçando-as, para que os biscoitos não grudem depois de assados.
4. Asse por 20 minutos ou até dourar. Espere esfriarem bem antes de guardar em potes com tampa.

Se quiser, use uma colher de sorvete com ejetor para distribuir a massa na assadeira, um jeito fácil de deixar os cookies do mesmo tamanho.

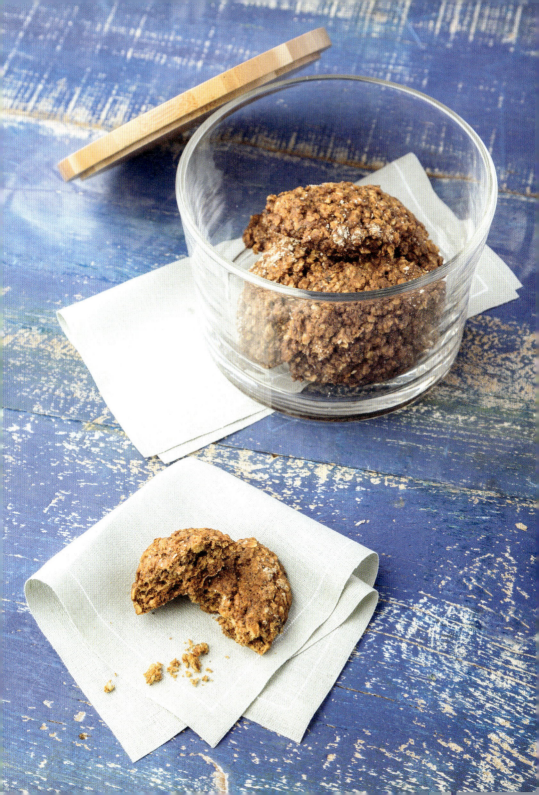

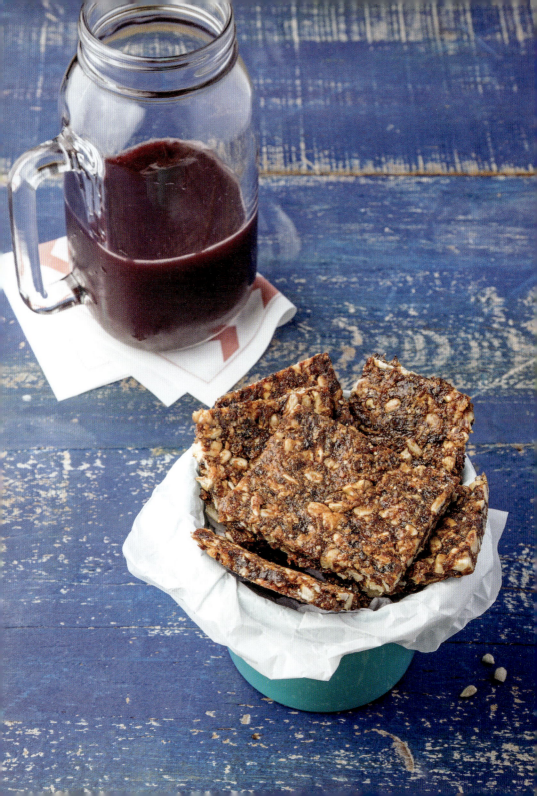

barrinha de frutas secas

tempo de preparo 40 minutos
rende 10 unidades

½ xícara de ameixa-preta, sem caroço, picada
10 tâmaras, sem caroço, picadas
6 damascos picados
1 xícara de amaranto em flocos finos
2 colheres (sopa) de semente de girassol
½ xícara de nozes e amêndoas grosseiramente picadas
óleo para untar

1. Ponha a ameixa, a tâmara e o damasco no processador e bata rapidamente. Transfira para uma tigela e adicione os demais ingredientes, mexendo com uma espátula.
2. Preaqueça o forno a 180 °C.
3. Espalhe a mistura em uma assadeira com o fundo coberto com papel-manteiga ligeiramente untado com óleo. Alise bem com a espátula.
4. Leve ao forno por 20 minutos ou até dourar ligeiramente. Retire e deixe esfriar. Cubra com filme de PVC e leve à geladeira por, no mínimo, 8 horas. Remova o filme e corte em pedaços.

Estas barrinhas podem ser conservadas em geladeira por até 10 dias; basta embrulhá-las em filme de PVC.

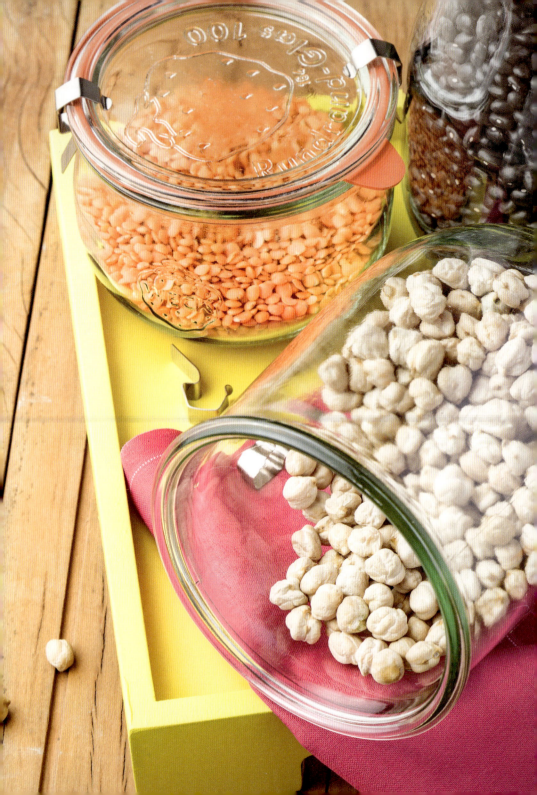

receitas básicas

o arroz com feijão e muito mais

leite de amêndoa

1 xícara de amêndoas sem casca e com pele
2 xícaras de água filtrada

Deixe a amêndoa de molho em água por uma noite em uma tigela coberta. Escorra a água do molho, descartando-a. Bata a amêndoa com a água filtrada no liquidificador até ficar homogêneo. Coe com um coador de voal.

leite de aveia

½ xícara de aveia
1 xícara de água quente

Ponha a aveia e a água quente em uma tigela e deixe de molho por 30 minutos. Passe por uma peneira fina ou coador de voal e esprema bem, reservando apenas o líquido.

Este leite fica bem espesso e pode ser usado em substituição ao creme de arroz ou de aveia industrializados ou como base de molhos cremosos.

leite de coco caseiro

1 xícara de coco fresco, sem casca, ralado grosso
2 xícaras de água quente

Bata tudo no liquidificador e coe em um coador de voal. Use o resíduo do coco em outras receitas. Se quiser um leite mais diluído, ponha mais água.

leite de semente de girassol

3 colheres (sopa) de sementes de girassol
2 xícaras de água

No liquidificador, bata as sementes de girassol com a água até obter uma mistura homogênea. Passe por uma peneira fina ou por um coador de voal.

É importante comprar as sementes em lojas de produtos naturais e não em estabelecimentos que comercializam alimentos para animais, pois, em geral, nesses locais as sementes têm mais sujidade. Se quiser um leite com sabor mais intenso, adicione mais 1 colher (sopa) de sementes de girassol.

tofu marinado

1 xícara de vinho branco vegano
1 dente de alho, sem casca, ralado
1 pedaço de gengibre fresco de 5 cm ralado
pimenta-do-reino branca moída na hora e noz-moscada ralada a gosto
½ colher (sopa) de azeite
1 colher (sopa) de suco de limão
250 g tofu firme orgânico lavado e bem escorrido

Em uma tigela, misture bem todos os ingredientes, exceto o tofu. Ponha o tofu nessa marinada, cubra a tigela (se não tiver tampa, use filme de PVC) e deixe por, no mínimo, 2 horas para apurar bem. Vire na metade do tempo. Seque com papel-toalha antes de usar.

caldo de legumes

½ de xícara de azeite
2 cebolas médias cortadas em quatro partes
3 dentes de alho ralados
3 talos de alho-poró cortados em rodelas
1 talo de salsão picado
1 talo de erva-doce
1 folha de louro
5 cenouras pequenas, sem casca, em pedaços
2 chuchus, sem casca, em pedaços
10 xícaras de água quente
sal do himalaia e pimenta-do-reino moída na hora a gosto

Em uma panela grande, em fogo baixo, aqueça o azeite e doure bem a cebola, o alho e o alho-poró. Junte o salsão, a erva-doce, o louro, a cenoura, o chuchu e a água quente. Misture bem. Tempere com sal e pimenta. Mexa novamente e cozinhe por 35 minutos ou até a cenoura ficar bem macia. Passe por uma peneira de trama fina e guarde na geladeira por até 10 dias.

Se quiser congelar, separe forminhas de empada ou uma bandeja de gelo apenas para essa finalidade.

arroz integral cozido

um fio de azeite
1 dente de alho ralado
1 cebola picada
1 xícara de arroz integral lavado e bem escorrido
sal a gosto
3 xícaras de caldo de legumes aquecido (p. 125)

Na panela, aqueça o azeite e frite ligeiramente o alho e a cebola. Acrescente o arroz e tempere com sal. Refogue, mexendo sempre, por 2 minutos. Ponha o caldo e cozinhe, com a panela tampada, até o caldo secar.

Se preferir, cozinhe na panela de pressão por 15 minutos após a pressão começar. Você pode incrementar esta receita adicionando, assim que o arroz começar a secar, cenoura ralada ou talos de couve. Depois, cozinhe normalmente até o caldo secar. Para fazer arroz com lentilha, refogue-a, depois do remolho de 12 horas, junto com o arroz. Feito isso, siga a receita acima.

fava cozida

½ xícara de fava seca
1½ xícara de água filtrada
1 folha de louro pequena

Ponha a fava de molho em uma tigela com a água suficiente para cobrir os grãos. Deixe por 12 horas, coberta com filme de PVC. Após esse período, escorra, descarte a água e ponha na panela de pressão com a água filtrada e o louro. Tampe a panela e leve ao fogo por 10 minutos após o início da pressão. Desligue e deixe a pressão sair naturalmente. Abra a panela e escorra a fava.

Todas as leguminosas precisam passar pelo processo de remolho e podem ser cozidas da mesma forma, sempre com água suficiente para cobrir os grãos. O que vai variar é o tempo no fogo. Por exemplo: lentilha, 5 minutos; lentilha vermelha, 2 minutos; grão-de-bico, 15 minutos; ervilha seca, 5 minutos.

feijão-preto cozido

1 xícara de feijão escolhido e demolhado por 12 horas
3 xícaras de água
2 folhas pequenas de louro
sal e cominho em pó a gosto
½ colher (sopa) de azeite
3 dentes de alho amassados
1 cebola média picada

Na panela de pressão, cozinhe o feijão na água com o louro e um pouco de sal por 15 minutos após o início da pressão. Desligue e deixe a pressão sair naturalmente antes de abrir a panela. Em uma frigideira, aqueça o azeite e refogue bem o alho e a cebola. Junte uma concha do feijão cozido e refogue mais para apurar e tomar gosto. Ajuste o sal e tempere com cominho. Devolva o feijão temperado para a panela e tampe. Cozinhe por mais 5 minutos após o início da pressão. Espere sair a pressão para abrir a panela e servir. Se quiser um feijão com caldo mais grosso, deixe a panela no fogo, sem tampar, por mais alguns minutos.

lentilha com alho-poró e azeitona

1 colher (sopa) de azeite
1 talo de alho-poró cortado em rodelas
1 dente de alho ralado
1 xícara de lentilha demolhada e cozida al dente
sal e pimenta-do-reino moída na hora a gosto
½ colher (chá) de suco de limão-siciliano coado
½ xícara de azeitona preta, sem caroço, cortada em rodelas

Aqueça o azeite em uma panela média e doure o alho-poró e o alho. Acrescente a lentilha. Tempere com sal, pimenta e o suco. Mexa bem e cozinhe, em fogo baixo, por 5 minutos ou apenas até apurar. Ponha a azeitona e misture. Cozinhe por mais 2 minutos e sirva.

quinoa com cenoura

½ colher (sopa) de azeite
1 dente de alho ralado
1 cebola pequena ralada
½ xícara de quinoa lavada e escorrida
1 cenoura média, sem casca, ralada
2 xícaras de água quente
sal a gosto

Aqueça o azeite em uma panela e refogue o alho e a cebola até ficarem transparentes. Ponha a quinoa e a cenoura. Refogue, mexendo bem. Ponha a água quente e tempere com sal. Misture e cozinhe por 25 minutos ou até o líquido secar.

escarola refogada

½ colher (sopa) de azeite
1 dente de alho cortado em lâminas bem finas
1 cebola roxa pequena ralada
1 maço de escarola limpo e grosseiramente picado
sal a gosto

Aqueça o azeite em uma panela e frite o alho e a cebola até ficarem transparentes. Ponha a escarola e mexa bem. Cozinhe, em fogo baixo, por 5 minutos ou até a escarola murchar. Tempere com sal e sirva.

trigo refogado com verduras

1 fio de azeite
1 colher (sopa) de um mix de alho e cebola desidratados
1 xícara de trigo em grãos demolhado e cozido al dente
sal e pimenta-do-reino moída na hora a gosto
1 maço pequeno de couve ou de espinafre limpo e grosseiramente picado

Aqueça o azeite e refogue a cebola e o alho. Junte o trigo, mexa bem e cozinhe por 5 minutos. Tempere com sal e pimenta. Acrescente a couve ou o espinafre e cozinhe por mais 3 minutos, mexendo sempre. Sirva.

molho de tomate-cereja

1 colher (sopa) de azeite
1 dente de alho picado
200 g de tomate-cereja cortados ao meio
1 pau de canela pequeno
sal a gosto

Aqueça o azeite e doure ligeiramente o alho. Junte o tomate e o pau de canela e tempere com sal. Mexa com cuidado para não desmanchá-lo. Cozinhe por 5 minutos ou até o tomate começar a murchar. Retire a canela e sirva.

molho vinagrete

1 colher (sopa) de vinagre de maçã
½ xícara de azeite
2 tomates, sem sementes, cortados em cubinhos
1 cebola média roxa cortada em cubinhos
1 pimentão verde pequeno, sem sementes, cortado em cubinhos
sal a gosto
folhas de manjericão largo grosseiramente picadas a gosto

Em uma tigela, misture todos os ingredientes e sirva.

Glossário

Aprenda mais sobre alguns ingredientes e técnicas comuns à culinária, especialmente a vegana

bobó prato de origem africana, muito comum no Nordeste, mas que se popularizou em todo o Brasil. Os alimentos cozinham em um creme grosso, em geral, de aipim, azeite de dendê e leite de coco. A versão vegana é feita com legumes e/ou cogumelos.

caponata receita italiana, feita tradicionalmente no forno, com ingredientes como berinjela, abobrinha, tomate, temperos e azeite extra virgem. Esses alimentos cozinham no óleo de oliva e ficam macios e saborosos. Pode ser servida como entrada ou no molho de massas.

chips espécie de aperitivo feito com legumes (em especial batatas, mas também beterraba, cenoura, mandioca, mandioquinha) cortados em fatias finíssimas que são assadas no forno até ficarem crocantes.

fava é uma leguminosa semelhante ao feijão-branco. Nativa da África, fica excelente em sopas, saladas e cozidos.

gérmen de trigo conhecido também como germe de trigo, é o embrião do grão – a parte prestes a germinar. Por isso mesmo, é rica em vitaminas, como a E (potente antioxidante), e nutrientes essenciais para a saúde.

girassol planta cujas sementes produzem um leite vegetal saborosíssimo, que é a base, na dieta vegana, de pães, bolos e doces diversos.

granola mistura de aveia em flocos (finos ou grossos) com frutas secas, como ameixa-preta, uva-passa ou damasco, e oleaginosas (castanhas, nozes, amêndoa). Em geral, leva açúcar e costuma ser misturada ao leite vegetal, às vitaminas ou às frutas. Entre seus ingredientes pode constar outros tipos de cereais.

gratinar levar um alimento ao forno para dourá-lo. As receitas gratinadas são preparadas com molhos cremosos, à base de leite vegetal e tofu defumado (no caso de veganos).

manjar quando surgiu, em Portugal, no século XV, designava um prato salgado. No Brasil, é sinônimo de doce feito com leite de coco, leite vegetal (para os veganos) e amido de milho. Habitualmente, é servido com calda de ameixa-preta, mas admite variações.

mason jars tipo de caneca com tampa de rosquear e canudo. Acredita-se que o modelo tenha sido criado no século XIX pelo americano John Landis Mason. Um século depois, com a maciça industrialização dos meios de produção, os custos desses potes foram barateados, popularizando-os. Semelhante a um recipiente de conserva antigo, é muito prático e armazena quase todo o tipo de alimento: sucos, conservas, sopas, massas e o que mais a sua imaginação determinar.

mirtilo esta frutinha vem se popularizando no Brasil, graças ao cultivo nos países vizinhos da América do Sul. Menor que a uva e com uma cor escura que varia do azul ao roxo, passando pelo vermelho, tem sabor único. Como as demais frutas vermelhas, fica excelente em caldas para doces.

muesli embora possuam, na composição, ingredientes muito semelhantes, o muesli é menos processado e tem menos açúcar que a granola industrializada. A receita tradicional de muesli foi criada por um médico suíço com o intuito de estimular os pacientes a terem uma dieta mais saudável. Essa versão levava flocos de aveia, grãos, nozes, sementes e frutas secas.

muffin bolinho individual, fofo, de origem americana, preparado tradicionalmente na versão doce. Mas já existem receitas de muffins salgados.

ora-pro-nóbis é uma panc (p. 132). Trepadeira de folhas suculentas com grande valor nutritivo, é originária de Minas Gerais e conhecida naquela região como "carne dos pobres" porque possui alta concentração de proteínas. Está presente em sopas, mexidos e refogados ou pode ser misturada ao feijão. No prato vegano, pode também ser usada no recheio de panquecas ou em tortas. A ora-pro-nóbis costuma ser encontrada pelas cidades até em terrenos abandonados. Procure consumir as que sejam adquiridas de fornecedores de confiança e, preferencialmente, orgânicas. A parte comestível da planta são suas folhas.

overnight oats é um tipo de pavê estilizado. Num pote com tampa, você arruma camadas alternadas de frutas e de aveia. Algumas receitas pedem também líquidos, como o leite vegetal, por exemplo. O pote é fechado e guardado na geladeira por uma noite (daí o nome: "overnight" quer dizer "durante a noite e "oats", aveia). Dessa forma, a aveia de um dia para o outro fica encharcada pelo caldo das frutas. Essa delícia é excelente para consumir no café da manhã ou no lanche da tarde.

pancs (plantas alimentícias não convencionais) são as plantas pouco comercializadas porque a maioria dos consumidores desconhece serem comestíveis, as formas de preparo e as propriedades nutritivas – embora muitas tenham potencial de complementação alimentar. Estão nessa categoria: as raízes, folhas, caules, sementes e até flores, como hibisco, ora-pro-nóbis, folhas de batata-doce e de abóbora.

panqueca massa leve à base de farinha, linhaça, água, leite vegetal (no caso da receita ser vegana) e temperos. Essa mistura é batida no liquidificador até se transformar em uma massa homogênea. Depois, é frita em uma frigideira ou chapa antiaderente, ligeiramente untada com óleo ou azeite para ser servida recheada e enrolada, dobrada ou mesmo sem recheio. Também é conhecida como crepe, do francês crêpe, ou pancake, do inglês.

picar ato de reduzir um alimento (ervas, temperos, legumes) a pedaços pequenos. Para isso, pode-se usar uma faca afiada ou uma tesoura própria para cortar ervas.

smoothie é um tipo de vitamina batida no liquidificador com frutas congeladas e leite vegetal. Pode ter a adição de sementes e frutas secas. É leve e saudável, sendo indicada para substituir o café da manhã (dependendo dos ingredientes que contenha) ou lanche da tarde.

snacks na tradução literal, significa "lanche". Trata-se de um lanche leve, preparado num curto espaço de tempo.

tostex sanduíche tradicional, prensado em uma sanduicheira. Ao mesmo tempo em que é aquecido nesse processo, fica com uma espessura menor.

vinagrete tipo de molho muito comum no Brasil, que mistura tomate, sem sementes, pimentão verde sem sementes, cebola, salsinha e cebolinha cortados em pedaços bem pequenos. O molho recebe ainda uma mistura de azeite, sal, condimentos e vinagre. Algumas variações substituem a salsinha pelo coentro. A palavra, provavelmente, deriva do francês, vinaigrette.

Tabela de conversão de medidas

açúcar de coco ou mascavo
1 xícara 200 g
1 colher (sopa) 7,5 g
1 colher (chá) 2,5 g

amaranto em flocos e quinoa
1 xícara 180 g
1 colher (sopa) 12 g
1 colher (chá) 4 g

aveia
1 xícara 106 g
1 colher (sopa) 7 g
1 colher (chá) 2,5 g

ervilha seca
1 xícara 180 g

fava seca
1 xícara 172 g

farinha de arroz ou de grão-de-bico
1 xícara 120 g
1 colher (sopa) 7,5 g
1 colher (chá) 2,5 g

lentilha vermelha
1 xícara 182 g

linhaça dourada
1 xícara 167 g
1 colher (sopa) 13 g
1 colher (chá) 4 g

água, óleo, leite vegetal
1 xícara 240 ml
1 colher (sopa) 15 ml
1 colher (chá) 5 ml

sementes de girassol
1 xícara 155 g

Índice alfabético das receitas

abobrinha gratinada 68
aperitivo com ervas 88
arroz integral cozido 126
barrinha de frutas secas 121
berinjela recheada 55
biscoitinhos de cacau e amêndoa 114
biscoitos de banana com aveia 118
bobó de legumes com creme de mandioquinha 52
bolinho assado de grão-de-bico 56
bolinho de aipim com espinafre 72
bolinho de laranja com mirtilo 102
bolinho de lentilha 67
caldo de legumes 125
caponata na pressão 87
chips de batata-doce 106
chuchu refogado com lentilha, tofu e ervas 60
cookies de castanha de caju 105
docinho de ameixa e coco 101
escarola refogada 127
fava cozida 126
feijão-preto cozido 128
fritada de tofu com tomate-cereja 51
granola caseira 24
hambúrguer de quinoa vermelha e abobrinha 76
leite de amêndoa 124
leite de aveia 124
leite de coco caseiro 124
leite de semente de girassol 124
leite vegetal com especiarias 23

lentilha com alho-poró e azeitona 128
macarrão de pupunha com molho de alcaparra 63
manjar de coco com calda de damasco 84
mexidinho de tofu, alho-poró e tomate-cereja 92
molho de tomate-cereja 129
molho vinagrete 129
muesli de coco fresco 20
muffin de legumes 98
overnight com frutas vermelhas 31
overnight de aveia e chia 27
panqueca com recheio de ora-pro-nóbis 64
pão com recheio de framboesa 91
pãozinho integral com açúcar de coco 32
pasta de tâmara 109
pastel com recheio de palmito e azeitona 95
patê de ervilha 83
purê de abóbora com couve e tofu marinado 71
quinoa com cenoura 127
salada colorida de fava 39
salada de folhas com grão-de-bico 40
salada de frutas secas 117
salada de gravatinha com maionese de cenoura 44
salada de lentilha e quinoa 43
salada de penne com tofu defumado e aspargos 47
salada de rúcula e agrião com manga 36
sanduíche integral com tomate seco 110
smoothie de banana e cacau 16
smoothie de coco-verde e morango 15
tofu marinado 125
torta de cebola com massa de aveia 75
torta de cogumelo e alho-poró 59
tortinha prática de legumes 80
tostex de tomate, orégano e azeitona preta 113
trigo refogado com verduras 127
vitamina de frutas com leite de girassol 19
vitamina de laranja e cenoura 28

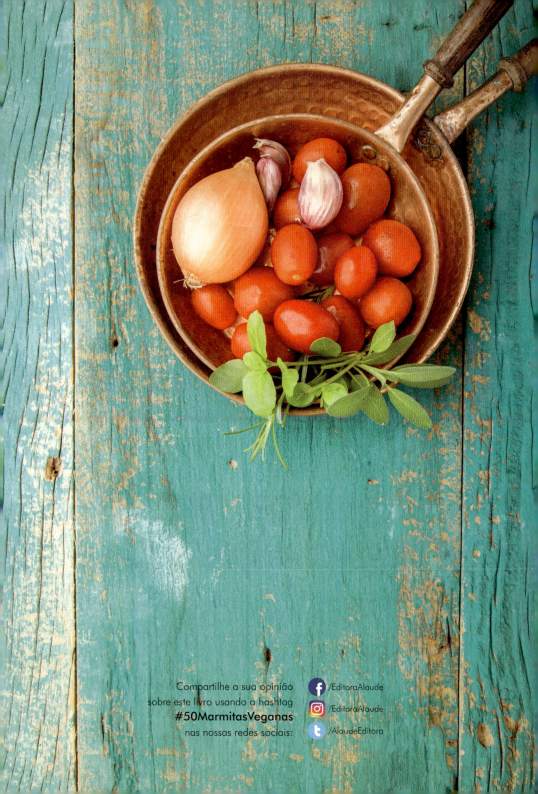